Hanan Elzeblawy Hassan
Entisar Mohammed Youness
Fatma Saber Nady

Mulheres submetidas a tratamentos contra o cancro ginecológico e da mama

Hanan Elzeblawy Hassan
Entisar Mohammed Youness
Fatma Saber Nady

Mulheres submetidas a tratamentos contra o cancro ginecológico e da mama

Efeito do programa educativo na melhoria da qualidade de vida

ScienciaScripts

Imprint

Any brand names and product names mentioned in this book are subject to trademark, brand or patent protection and are trademarks or registered trademarks of their respective holders. The use of brand names, product names, common names, trade names, product descriptions etc. even without a particular marking in this work is in no way to be construed to mean that such names may be regarded as unrestricted in respect of trademark and brand protection legislation and could thus be used by anyone.

Cover image: www.ingimage.com

This book is a translation from the original published under ISBN 978-620-7-46058-8.

Publisher:
Sciencia Scripts
is a trademark of
Dodo Books Indian Ocean Ltd. and OmniScriptum S.R.L publishing group

120 High Road, East Finchley, London, N2 9ED, United Kingdom
Str. Armeneasca 28/1, office 1, Chisinau MD-2012, Republic of Moldova, Europe
Printed at: see last page
ISBN: 978-620-7-99079-5

Conteúdo

Agradecimentos

Antes de mais, sinto-me sempre em dívida para com **Alá**, o mais bondoso e o mais misericordioso, por me ter permitido realizar este trabalho.

Dr. Mamdouh El-Sherbiny Ramadan Shahin, professor de oncologia da Faculdade de Medicina da Universidade de Beni-Suef, que dedicou o seu precioso tempo e os seus generosos conselhos, proporcionando-me conhecimentos e experiências valiosos que me ajudaram a realizar a parte prática deste estudo.

Gostaria certamente de expressar os meus mais profundos agradecimentos, respeito e apreço à **Dr.ª Entisar Mohammed Youness**, Professora Assistente de Enfermagem Obstétrica e Ginecológica, Faculdade de Enfermagem, Universidade de Assuit, que gentilmente me ofereceu muito do seu esforço, tempo precioso, conselhos sinceros e orientação para a realização deste trabalho. Certamente que não consigo encontrar as letras para expressar o meu verdadeiro sentimento para com ela.

Estou muito grata à **Dra. Hanan El-Zeblawy Hassan**, Professora de Enfermagem Materna e Neonatal, Faculdade de Enfermagem, Universidade de Beni-Suef, pela sua constante disponibilidade e encorajamento durante este estudo.

As palavras nunca são suficientes para expressar a minha sincera gratidão para com a **Dra. Olfat El-Shafiey**, Professora Assistente de Enfermagem de Cuidados Intensivos da Faculdade de Enfermagem da Universidade de Assiut, que gentilmente me ofereceu uma orientação frutuosa, críticas construtivas, ajuda generosa, apoio efetivo e interminável. Obrigada pela sua ajuda sincera, orientação e experiência notável.

Um agradecimento especial a todas as mulheres que participaram ativamente neste estudo e que se mostraram agradecidas e muito cooperantes, tolerando-me até à realização deste trabalho. Um profundo agradecimento e votos de felicidades aos **médicos, enfermeiros e assistentes sociais** que facilitaram a realização do estudo.

O candidato

Fatma Saber

Resumo

Efeito do programa educativo na melhoria da qualidade de vida das mulheres submetidas a tratamento do cancro ginecológico e da mama

Antecedentes: O cancro da mama e ginecológico são o tipo de cancro mais comum na mulher e apesar dos progressos que se têm verificado nos últimos anos, quer no diagnóstico quer no tratamento, muitas mulheres tomam conhecimento do mesmo nas últimas fases clínicas, com consequentes efeitos nas dimensões física, psicológica e social da sua QV. O presente estudo **teve como objetivo** avaliar a eficácia de um programa educativo na melhoria da QV em mulheres em tratamento de cancro ginecológico e da mama. **Desenho do estudo:** Estudo quase experimental. **Amostra e contextos:** Uma amostra selecionada aleatoriamente de 100 mulheres com diagnóstico de cancro ginecológico e da mama que frequentavam o instituto de oncologia, e dividida em dois grupos, o grupo de estudo e o grupo de controlo. **Instrumento:** questionário estruturado de entrevista que incluía registo de efeitos secundários do tratamento oncológico, escala de preocupações reprodutivas, índice de função sexual feminina, escala de impacto do evento" stress específico do cancro" e avaliação funcional da terapia oncológica - **resultados** gerais: A qualidade de vida das mulheres estudadas com cancro da mama e ginecológico melhorou sob a influência do programa educacional e esta melhoria não se relacionou apenas com a pontuação total da QOL, mas também ocorreu nas subescalas de bem-estar físico, social, emocional e funcional. **Conclusões e recomendações:** O programa educativo mostrou evidências de melhoria da QV, com redução da disfunção sexual e diminuição dos níveis de stress. Com base nos resultados do presente estudo, sugere-se que se aumente a sensibilização e os conhecimentos do pessoal de enfermagem sobre os efeitos secundários relacionados com o tratamento do cancro da mama e do cancro ginecológico.

Palavras-chave: Cancro ginecológico- Problemas reprodutivos-Disfunção sexualQualidade de vida "QOL".

Introdução

O cancro ginecológico refere-se aos cancros que envolvem o aparelho reprodutor feminino, ou seja, o colo do útero, o útero, o ovário, a vulva, a vagina e as trompas de Falópio **(National Cancer Institute [NCI], 2010).**

Apesar do recente e ligeiro declínio das taxas de prevalência, os novos casos de cancro feminino continuam a ser avassaladores. A American Cancer Society (ACS) publicou um relatório em 2009 que indica que, anualmente, as mulheres americanas desenvolvem mais frequentemente os seguintes cancros (enumerados por ordem decrescente) cancro da mama (192 370 novos casos), cancro do pulmão (103 350 novos casos), cancro do cólon (71 380 novos casos), cancro do útero (42 160 novos casos), linfoma (33 860 novos casos), cancro da pele (31 690 novos casos), cancro do ovário (21 550 novos casos) e cancro do colo do útero (11 270 novos casos) **(ACS, 2012)..**

O peso do cancro ginecológico nos países em desenvolvimento parece ser enorme. Nestes países, os cancros ginecológicos representam 25% de todos os novos cancros diagnosticados em mulheres com idades até 65 anos, em comparação com 16% no mundo desenvolvido **(Ferlay et al, 2008).** De acordo com um relatório recente, os países em desenvolvimento foram responsáveis por 820.265 casos (77,7%) das estimativas globais de novos casos do cancro ginecológico mais comum, incluindo o cancro do colo do útero, do corpo do útero e do ovário, em 2009. Isto constituiu 12,1% dos 6,8 milhões de casos de cancro nos países em desenvolvimento **(Breakaway, 2009).**

À medida que a taxa global de mortalidade das mulheres com cancro diminui, o número de sobreviventes continua a aumentar. Recentemente, o **NCI Office** of Cancer Survivorship **(2010)** referiu que existem atualmente 7,2 milhões de mulheres sobreviventes de cancro, 68% das quais sobrevivem, pelo menos, a uma média de cinco anos após o diagnóstico. Consequentemente, as questões de sobrevivência sem precedentes relativas às necessidades psicossociais das mulheres tornaram-se o novo foco dos prestadores de cuidados de saúde e dos investigadores.

Devido à natureza da doença e às modalidades de tratamento normalmente utilizadas, muitos sobreviventes de cancro referem efeitos psicossociais e de qualidade de vida relacionada com a saúde (QVRS) **(Bloom, 2008).** Tal como documentado por **Zabora et al 2001,** os doentes que recebem uma terapia multimodal, como o tratamento do cancro ginecológico, correm o risco de sofrer de angústia psicológica prolongada que pode afetar a sua qualidade de vida global (QV). Apesar do risco acrescido de crise existencial e de angústia psicológica, as mulheres operadas a cancros ginecológicos não recebem cuidados pós-alta ideais para facilitar a sua recuperação física e manter a sua qualidade de vida. Em vez disso, os cuidados no contexto clínico centram-se na gestão da doença e na preparação para a quimioterapia, sendo as preocupações existenciais e as necessidades psicológicas das pacientes consideradas secundariamente, se é que o são **(Jones et al,2006).**

Além disso, as mulheres sobreviventes de cancro da mama referem um otimismo reduzido, sentimentos de vulnerabilidade acrescidos e pelo menos um sintoma físico persistente, incluindo anemia, fadiga, dor ou perturbações do sono, para citar alguns **(Gordon & Simioff, 2010).** Os sintomas nos doentes com cancro não ocorrem de forma isolada. Os doentes com cancro referem uma média de 11-13 sintomas que ocorrem em simultâneo ou influenciam a ocorrência de outros sintomas **(Donovan & Ward, 2004).**

Embora as recomendações específicas de tratamento dependam do local do cancro, do estádio e das caraterísticas do tumor, as mulheres com cancro da mama ou ginecológico serão normalmente tratadas com cirurgia seguida de quimioterapia adjuvante, radiação e/ou terapias hormonais. Para as mulheres com cancro ginecológico, o tratamento cirúrgico pode envolver a remoção dos ovários e/ou do útero, bem como radiação pélvica. Para as mulheres com tumores positivos para receptores de estrogénio ou progesterona (a maioria dos cancros da mama e ginecológicos), a depleção de estrogénio induzida pelo tratamento é desejável do ponto de vista terapêutico. De facto, as terapias hormonais (por exemplo, tamoxifeno e inibidores da aromatase) são especificamente concebidas para bloquear a produção e a ação dos estrogénios, a fim de impedir o crescimento do cancro, e são normalmente recomendadas até cinco anos após a interrupção de outros tratamentos **(Goel et al, 2009).**

A quimioterapia provoca lesões nos ovários e alterações relacionadas com a menstruação e a fertilidade. Os efeitos dependem do tipo de quimioterapia que a mulher recebe e da sua reserva ovárica antes do tratamento (número de folículos imaturos remanescentes nos ovários) **(Su et al, 2011).** As mulheres com uma maior reserva ovárica antes do tratamento (ou seja, mulheres mais jovens) têm maior probabilidade de recomeçar a ovulação após a quimioterapia **(Jeruss & Woodruff, 2009).** Qualquer retorno da menstruação ocorrerá normalmente nos 12 meses seguintes ao tratamento quimioterápico **(Swain et al., 2010).** Mesmo que voltem a menstruar, as mulheres com reserva ovárica diminuída entrarão na menopausa numa idade mais precoce **(Jeruss & Woodruff, 2009).**

Os sintomas da menopausa são os efeitos secundários mais comuns das terapêuticas hormonais. Estes efeitos secundários são geralmente reversíveis após a interrupção do uso de tamoxifeno (desde que as mulheres ainda estejam na pré-menopausa quando o tratamento termina). Embora o tamoxifeno não provoque a cessação da ovulação, provoca, nalgumas doentes, menstruação irregular ou ausente **(Jeruss & Woodruff, 2009)**. A radiação na pélvis também pode danificar os órgãos reprodutores. No entanto, a radiação de dispersão interna dos tratamentos pode, por vezes, atingir a zona pélvica, pelo que as mulheres são encorajadas a adiar a gravidez até à interrupção das terapias de radiação **(Hulvat & Jeruss, 2009)**.

Devido à sua exposição a estes tratamentos comuns contra o cancro, muitas mulheres irão sentir um aumento dos sintomas da menopausa e alterações no funcionamento sexual e na fertilidade. As mulheres jovens identificam os sintomas vasomotores **(Schover, 2008)**, os problemas sexuais e as alterações da fertilidade como preocupações pós-tratamento **(Dunn & Fox, 2009)**. De facto, as jovens sobreviventes classificam as preocupações com a menopausa prematura (incluindo os sintomas sexuais) e as dificuldades de gravidez como os problemas mais difíceis após o diagnóstico. Embora as alterações na saúde sexual e reprodutiva possam constituir problemas para as mulheres saudáveis, podem conferir uma carga adicional no contexto do cancro **(Avis et al, 2004)**.

A passagem da capacidade reprodutiva para a menopausa (cessação da menstruação), o climatério, é gradual e começa em meados dos anos 30 **(National Institute on Aging, 2010)**, mas os tratamentos contra o cancro provocam frequentemente uma mudança abrupta. Esta interrupção do envelhecimento natural induzida pelo tratamento pode ter consequências tanto fisiológicas como psicológicas **(Schover, 2008)**.

A redução da função ovárica e a depleção de estrogénio podem exacerbar os sintomas da menopausa em mulheres que estavam na peri ou pós-menopausa aquando do diagnóstico. Os sintomas fisiológicos da menopausa incluem sintomas vasomotores (por exemplo, afrontamentos, rubor e sudação) e outros sintomas como dores nas articulações, tonturas e dores de cabeça. As mulheres também experimentam alterações no funcionamento sexual associadas à diminuição dos estrogénios, nomeadamente diminuição do desejo, diminuição ou abrandamento da resposta de excitação (incluindo secura vaginal e dispareunia) **(Lee, et al., 2006)**, e/ou dificuldade no orgasmo **(Dunn & Fox, 2009)**.

A qualidade de vida é uma construção multidimensional que engloba o bem-estar físico, social, emocional e funcional **(Schipper, 1990)**. No contexto do cancro, o funcionamento de base de um indivíduo nestas áreas é afetado pela doença e pelo tratamento que lhe está associado **(Cella et al., 1993)**. A QV relacionada com a saúde é um estado de bem-estar com duas componentes: a capacidade de realizar as tarefas da vida diária que reflectem o bem-estar físico, psicológico e social, e a satisfação do indivíduo com os níveis de funcionamento e de controlo da doença e/ou das sequelas associadas ao tratamento **(Gotay, et al' 1992)**.

Embora a literatura sugira que a QVRS seja um resultado subjetivo relatado pelo doente (PRO) **(Ashing-Giwa & Lim, 2010)**, poucos estudos avaliaram o impacto psicológico das alterações induzidas pelo tratamento na saúde sexual e reprodutiva. Os estudos disponíveis sugerem que as alterações da saúde sexual e reprodutiva podem estar associadas a uma diminuição da QV **(Avis et al., 2005)**, a um agravamento dos sintomas depressivos **(Gorman et al., 2010)** e a um aumento dos sintomas de stress traumático (por exemplo, pensamentos intrusivos sobre a infertilidade) **(Canada & Schover, 2010).**

Atualmente, a National Comprehensive Cancer Network **(NCCN) (2013)** elaborou orientações concisas para os profissionais de saúde seguirem na gestão do sofrimento dos doentes, o que implica uma abordagem biopsicossocial dos cuidados oncológicos. As diretrizes da NCCN definem os cuidados biopsicossociais como a atenção prestada ao "ajustamento pessoal do doente à doença, conflitos familiares e isolamento social, dificuldades na tomada de decisões, questões de qualidade de vida, diretivas antecipadas, abuso doméstico e negligência, capacidade de lidar com a situação ou de comunicação, alterações funcionais (por exemplo, imagem corporal, sexualidade) e questões relacionadas com o fim da vida e o luto (incluindo preocupações culturais e do prestador de cuidados).

Os enfermeiros, como um dos membros da equipa de tratamento, têm um papel importante no diagnóstico, no tratamento e nos cuidados prestados aos doentes com cancro e, como passam mais tempo com o doente do que os outros membros da equipa de tratamento, podem ser as primeiras pessoas a reconhecer as necessidades dos doentes e das suas famílias e a ser eficazes no controlo das complicações da doença e no tratamento, bem como a melhorar a QV dos doentes **(Milne et al., 2008).**

Importância do estudo

O cancro da mama é o tipo de cancro mais frequente nas mulheres. Em 2014, foram diagnosticados cerca de 18 660 novos casos no Egito e 2 395 novos casos de cancro do ovário. A taxa de mortalidade da mama e do ovário foi de 21,6% e 5,0%, respetivamente **(Organização Mundial de Saúde [OMS], 2014).** Cerca de 25% dos cancros da mama e ginecológicos são diagnosticados em mulheres com idade inferior a 50 anos **(ACS, 2013).** Um aumento do número e do sofrimento dos sintomas está associado a uma diminuição da QV **(Miaskowski et al., 2004).** As mulheres indicaram que os sintomas não geridos têm um impacto negativo em todas as dimensões da QV, incluindo o seu bem-estar físico, social, psicológico e espiritual **(Gift et al., 2003)**.

A avaliação e a melhoria da qualidade de vida das mulheres com cancro são importantes por várias razões, nomeadamente porque fornecem informações suplementares sobre o impacto da doença e do seu tratamento nas mulheres com cancro, para ajudar os prestadores de cuidados de saúde a selecionar a terapêutica antineoplásica e de suporte. Dada a natureza crónica e muitas vezes incurável de muitos tumores malignos ginecológicos, a toxicidade e a tolerabilidade de uma terapia específica podem ser tão importantes como a sua eficácia, tal como a capacidade de ajudar a melhorar ou prevenir muitas das toxicidades associadas que afectam negativamente a QV.

Os cuidados habituais prestados pelo enfermeiro durante o tratamento do cancro tendem a centrar-se nos procedimentos, nos efeitos secundários do tratamento e no seu processo, mais do que nos sintomas resultantes e na sua gestão. Por conseguinte, sugere-se que este estudo conduza uma abordagem mais abrangente para ajudar este grupo de mulheres a gerir os seus sintomas.

O objetivo do presente estudo foi: Avaliar a eficácia de um programa educativo na melhoria da qualidade de vida de mulheres em tratamento de cancros ginecológicos e da mama.

Hipótese de investigação :

A qualidade de vida das mulheres com cancro ginecológico e da mama que recebem um programa educativo será melhor do que a das que não o recebem.

CAPÍTULO I

Visão geral do cancro ginecológico e do cancro da mama

Anatomia e fisiologia do trato genital feminino

O trato genital feminino (figura 1) inclui a vulva, a vagina, o colo do útero, o útero, as trompas de Falópio e os ovários. A vulva é a área que rodeia as aberturas da vagina e da uretra, que inclui o clítoris. A vagina é um tubo muscular que vai da vulva até ao colo do útero. O colo do útero, por vezes designado por colo do útero, é bastante firme e situa-se no fundo do útero. Durante o trabalho de parto, amolece e depois abre-se para permitir o nascimento do bebé. O útero é um órgão muscular, normalmente do tamanho de uma pera, que se situa na pélvis. É aqui que o feto se desenvolve durante a gravidez, e o revestimento do útero chama-se endométrio. Este engrossa durante o ciclo menstrual, preparando-se para receber um óvulo fertilizado, e é eliminado durante a menstruação se o óvulo não for fertilizado (**Mahadevan et al, 2013**).

Os dois ovários situam-se de cada lado do útero. Para além de produzirem óvulos, produzem as hormonas femininas, estrogénio e progesterona, até à menopausa. As trompas de Falópio ligam o útero aos ovários. Quando um óvulo é libertado de um dos ovários, é recolhido pela trompa de Falópio. Uma vez na trompa, pode ser fertilizado por um espermatozoide que tenha subido da vagina através do colo do útero e do útero (**Martini et al., 2012**).

Os cancros que afectam especificamente as mulheres estão muitas vezes ligados por um fator, um grupo de hormonas chamado estrogénios. Existem três estrogénios nas mulheres: o estradiol (E2), a estrona (E1) e o estriol (E3). Nas mulheres, os estrogénios são produzidos principalmente nos ovários. Os estrogénios ligam-se aos receptores de estrogénios (ER) no interior da célula e diz-se que as células que possuem estes receptores são ER positivas (ER). O estradiol (E2) é o mais potente dos estrogénios. Outra hormona feminina, chamada progesterona, é produzida pelo corpo lúteo nos ovários (**Marieb& Elaine 2013**).

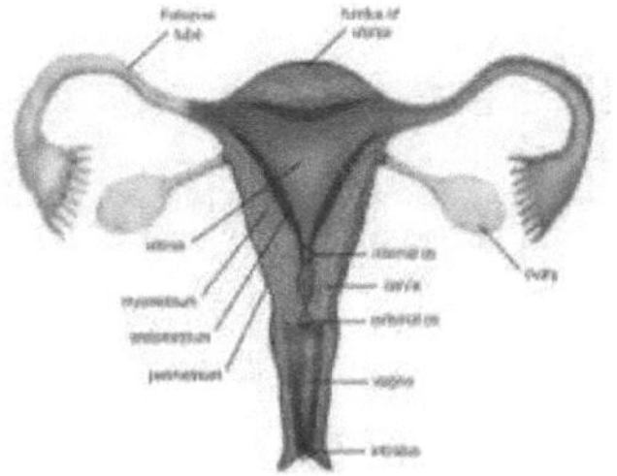

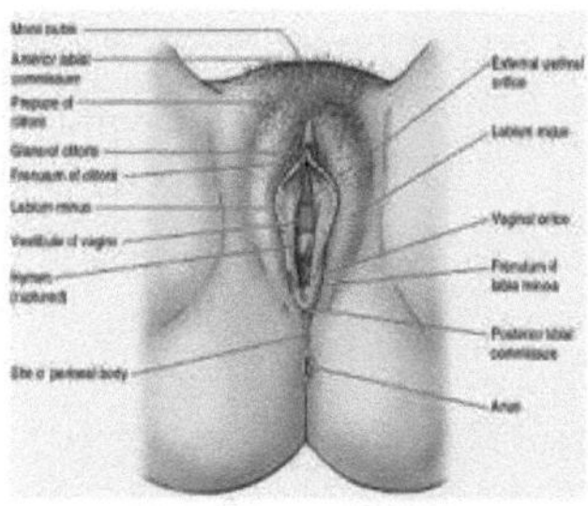

Figure 1

Figure 2

Figura 1: O trato reprodutor feminino interno. Fonte: Tuitui R., suwal, S.N. 2001, human anatomy and physiology, primeira edição, Makalu Books and stationers, Putalisadak, Kathmandu. Figura 2: O trato reprodutor feminino externo. Tuitui R. 2002, A textbook of Midwifery A (Antenatal), 3rd edition, Vidyarthi Pustak Bhandari (Publisher and Distributor), Bhotahity, Kathmandu.

Epidemiologia e apresentação clínica do cancro ginecológico e da mama

Mais de 84.000 mulheres são diagnosticadas com cancro ginecológico todos os anos **(center for disease control and prevention [CDC], 2017)**. O cancro da mama e ginecológico é o quarto tipo de cancro mais comum e, apesar dos progressos registados nos últimos anos, tanto no diagnóstico como no tratamento, muitas mulheres tomam conhecimento do mesmo nas últimas fases clínicas, com efeitos subsequentes nas dimensões física, psicológica e social da sua QV **(Lavdaniti,2009)**. O cancro ginecológico inclui o cancro do aparelho reprodutor feminino, incluindo o colo do útero, o endométrio, as trompas de Falópio, os ovários, o útero e a vagina **(CDC, 2017)**. No Egito, os locais mais comuns nas mulheres são a mama (38,8%), o linfoma não-Hodgkin (8,5%), o fígado (4,6%) e o ovário (4,5%); todos juntos representam 56,4% do cancro nas mulheres **(Ibrahim et al., 2014)**.

Cancro do endométrio: A nível mundial, os cancros do corpo uterino são o sexto cancro mais comum nas mulheres, com mais de 218 100 novos casos diagnosticados todos os anos **(Jemal et al., 2011, ACS, 2016 a)**. Estima-se que 60 050 mulheres nos Estados Unidos serão diagnosticadas com cancro do endométrio uterino e que ocorrerão 10 470 mortes por esta doença **(Cancer Net Editorial Board [CNEB], 2016)**.

No Egito, 426 casos foram diagnosticados em 2014 **(Ibrahim et al., 2014)**. A taxa de sobrevivência global de cinco anos nos Estados Unidos é superior a 80% **(SEER Stat Fact Sheets, 2014)**. As caraterísticas clínicas associadas ao cancro do útero incluem: hemorragia uterina anormal, células glandulares no Papanicolau de uma mulher pós-menopáusica, dor pélvica, aumento da massa pélvica. Cerca de 90 % das mulheres com cancro do endométrio apresentam hemorragia uterina **(Ramez et al, 2014)**.

Cancro do ovário: O cancro do ovário continua a ser a neoplasia ginecológica mais letal e é a quinta principal causa de morte por cancro nas mulheres nos EUA. Estima-se que 22 280 mulheres nos Estados Unidos serão diagnosticadas com cancro do ovário. Estima-se que ocorrerão 14.240 mortes por esta doença. **(CNEB, 2016)**. No Egito, 2434 casos foram diagnosticados com cancro do ovário em 2014 **(Ibrahim et al., 2014)**. A taxa de sobrevivência global de cinco anos nos Estados Unidos é de 45% **(SEER Stat Fact Sheets, 2014)**. Os resultados são piores nos países em desenvolvimento **(OMS, 2014)**.

Não existem estratégias de rastreio eficazes, pelo que a maioria dos doentes (cerca de 75 %) apresenta uma doença em fase avançada que requer ressecção cirúrgica e quimioterapia adjuvante. A incidência aumenta com a idade, com um pico de incidência nas mulheres com idades compreendidas entre os 56 e os 60 anos. O risco de a massa anexial ser maligna aumenta para 1 em cada 3 em mulheres com mais de 40 anos de idade **(Siegel et al., 2014)**. Os sintomas do cancro do ovário incluem: dor abdominal, dor pélvica, frequência e/ou urgência urinária, distensão abdominal, diminuição do apetite/saciedade precoce. Os tumores metastáticos para o ovário (incluindo os tumores endometriais, cervicais, da mama, gastrointestinais (Krukenberg) e linfomas) representam os restantes 5% dos tumores malignos do ovário **(Goff et al., 2007)**.

Carcinoma da trompa de Falópio: O carcinoma primário da trompa de Falópio é geralmente um adenocarcinoma, embora raramente seja relatado. Cerca de dois terços das doentes com este tipo raro (<1% dos cancros ginecológicos) estão na pós-menopausa. No entanto, este número pode não estar correto, uma vez que alguns médicos pensam agora que a maioria dos cancros do ovário do tipo seroso de alto grau começa na extremidade mais distante da trompa de Falópio, em vez de na superfície do ovário **(cancer Research United Kingdom, 2016)**.

Os sintomas deste tumor são tão ligeiros que, muitas vezes, o tumor já está avançado antes de se reconhecer o problema. A queixa mais comum associada ao carcinoma das trompas de Falópio é a hemorragia pós-menopausa, seguida de corrimento vaginal anormal. O corrimento serossanguíneo profuso, denominado hydrotubae profluens, é por vezes considerado diagnóstico deste tumor; no entanto, outros achados são corrimento vaginal aquoso, dor e massa pélvica. O estadiamento é cirúrgico, semelhante ao do carcinoma do ovário. A progressão é semelhante à do carcinoma do ovário, com metástases intra-peritoneais e ascite. A abordagem inicial do cancro das trompas é geralmente cirúrgica e semelhante à do cancro do ovário **(American College of Obstetricians and Gynecologists. [ACOG], 2006)**

Cancro do colo do útero: a nível mundial, o cancro do colo do útero continua a ser o segundo cancro mais comum nas mulheres, com uma taxa de mortalidade de 52%. 86% dos cancros do colo do útero são diagnosticados nos países em desenvolvimento **(OMS/ICO, 2010)**. Estima-se que 12.990 mulheres nos Estados Unidos serão diagnosticadas com cancro do colo do útero. Estima-se que ocorrerão 4.120 mortes por esta doença **(CNEB, 2016)**. As taxas de sobrevivência de cinco anos nos Estados Unidos são de 68% **(SEER Stat Fact Sheets, 2014)**.

Os resultados, no entanto, dependem muito da precocidade com que o cancro é detectado **(NCI, 2014)**.

No Egito, 752 casos foram diagnosticados com cancro do colo do útero em 2014 **(Ibrahim et al, 2014)**. A incidência e a mortalidade globais dependem da existência de programas de rastreio e vacinação. Estas intervenções conduziram a uma diminuição de 75 % da incidência e da mortalidade do cancro do colo do útero nos últimos 50 anos nos países desenvolvidos **(Willoughby et al., 2006).**

Primeiro sintoma de cancro do colo do útero precoce: corrimento vaginal frequentemente fino, transparente ou com sangue, normalmente não reconhecido pela doente. Com a progressão da doença, a hemorragia torna-se mais intensa, mais frequente e, por fim, contínua. A doença em fase tardia envolve a disseminação para os paramétrios ou para as paredes laterais da pélvis e provoca dores nos flancos ou nas pernas, o que é normalmente um sinal de envolvimento dos ureteres ou do nervo ciático. A invasão da bexiga ou do reto conduz frequentemente a hematúria, hemorragia rectal e, eventualmente, fístula vesico-vaginal ou reto-vaginal. O linfedema pode ser um sinal de doença em fase tardia ou recorrente devido ao bloqueio venoso da doença extensa da parede lateral **(Ramez et al., 2014).**

Cancro da vulva: O carcinoma da vulva é responsável por cerca de 4 % dos tumores malignos ginecológicos. Nos EUA. Estima-se que 5.950 mulheres nos Estados Unidos serão diagnosticadas com cancro da vulva e que ocorrerão 1.110 mortes por esta doença. A sua incidência está a aumentar em mulheres jovens devido à sua associação com o papilomavírus humano (HPV) **(CNEB, 2016).**

No Egito, 56 casos foram diagnosticados com carcinoma vulvar em 2014 **(Ibrahim et al., 2014).** O pico de incidência situa-se entre os 65 e os 75 anos de idade e a idade média aquando do diagnóstico é de 68 anos. O cancro vulvar pode ser assintomático, mas o prurido é o sintoma mais comum. Aproximadamente 50 % apresentam um nódulo ou uma úlcera na vulva (ou, menos frequentemente, na virilha devido a metástases nos gânglios linfáticos) **(Alkatout et al., 2015).**

O cancro da vagina é raro, representando apenas 1-2% das neoplasias malignas do trato genital feminino e é constituído por um grupo heterogéneo de tumores. Estima-se que 4 620 mulheres nos Estados Unidos serão diagnosticadas com cancro da vagina. Estima-se que ocorrerão 950 mortes por esta doença **(CNEB, 2016).**

No Egito, 103 casos foram diagnosticados com cancro da vagina em 2014 **(Ibrahim et al., 2014).** O pico de incidência ocorre na sexta e sétima décadas de vida. Os adenocarcinomas e outras histologias são mais comuns em doentes mais jovens. As lesões primárias são classificadas como carcinomas vaginais apenas após a exclusão de origens cervicais, uretrais ou vulvares. Por convenção, uma neoplasia que envolva tanto o colo do útero como a vagina é sempre considerada um cancro primário do colo do útero. A maioria das neoplasias vaginais são metástases de outras neoplasias malignas primárias do endométrio, do colo do útero ou da vulva. Menos frequentemente, as metástases vaginais podem ocorrer com neoplasias malignas não ginecológicas (rim, mama, pulmão, etc.) **(Ramez et al., 2014).**

O corrimento vaginal indolor e a hemorragia pós-coital ou pós-menopausa são comuns. As mulheres com lesões que envolvem compressão ou envolvimento de órgãos próximos podem apresentar queixas urinárias (por exemplo, disúria, retenção ou hematúria) ou mesmo sintomas gastrointestinais (por exemplo, tenesmo, obstipação e melena). A dor pélvica pode estar associada a doença avançada. As restantes mulheres são assintomáticas (aproximadamente 5-10%) e detectadas durante o exame físico de rotina ou após um teste de Papanicolau anormal.

Coriocarcinomas: É uma transformação maligna do tecido trofoblástico. O coriocarcinoma é ainda menos comum, afectando cerca de 2 a 7 em cada 100.000 gravidezes nos Estados Unidos. Os coriocarcinomas e outras formas de doença trofoblástica gestacional são mais comuns em muitos países asiáticos e africanos. Em geral, os tumores trofoblásticos gestacionais representam menos de 1% do sistema reprodutor feminino **(CNEB, 2016).** A taxa de cura, mesmo para os coriocarcinomas gestacionais metastáticos, é de cerca de 90-95% **(Katzung & Bertram, 2006).**

Clinicamente, os coriocarcinomas caracterizam-se por uma rápida invasão dos vasos miometriais e uterinos e por metástases sistémicas resultantes de embolização hematogénea. O pulmão, a vagina, o sistema nervoso central, o rim e o fígado são localizações metastáticas comuns. Os coriocarcinomas podem surgir na sequência de uma gravidez molar, de uma gravidez de termo normal, de um aborto ou de uma gravidez ectópica e de uma neoplasia trofoblástica gestacional maligna **(Charles et al., 2013).**

Cancro da mama: O cancro da mama é o cancro mais comum entre as mulheres americanas. Estima-se que 246.660 mulheres nos Estados Unidos serão diagnosticadas com cancro da mama invasivo e 61.000 mulheres serão diagnosticadas com cancro da mama in situ. Estima-se que 2.600 homens nos Estados Unidos serão diagnosticados com cancro da mama. Estima-se que 40.890 pessoas (40.450 mulheres e 440 homens) morrerão de cancro da mama **(CNEB, 2016).** No Egito, 19105 casos de mulheres foram diagnosticados com cancro da mama em 2014 **(Ibrahim et al., 2014).**

Acredita-se que a queda acentuada da incidência se deveu, em parte, ao declínio da utilização da terapia de substituição hormonal para as mulheres na menopausa. Existem cerca de 3 milhões de sobreviventes do cancro da mama nos EUA **(ACS, 2015 a).** De acordo com a ACS, o cancro da mama é um tumor maligno que se inicia nas células da mama e que, mais tarde, se espalha para os tecidos circundantes ou metastatiza para áreas distantes do corpo. Em geral, o cancro da mama pode ser classificado como não invasivo e invasivo, de acordo com o tamanho do tumor e a área para a qual se espalha **(ACS, 2016 b).**

O cancro da mama inicial normalmente não causa sintomas, mas à medida que os tumores crescem, podem alterar o aspeto ou a sensação da mama. As alterações mais comuns incluem: Um nódulo ou espessamento dentro ou perto da mama ou na área das axilas, uma mudança no tamanho ou forma da mama, covinhas ou enrugamento na pele da mama, nova retração do mamilo, descarga (fluido) do mamilo, possivelmente sangrento, escamoso, vermelho ou pele inchada na mama, mamilo ou aréola (a área escura da pele no centro da mama) e pele que pode ter sulcos ou picadas para que pareça a pele de uma laranja **(Australian Cancer Council,2016).**

CAPÍTULO II

Qualidade de vida das mulheres com cancro da mama e ginecológico

Panorama sobre a qualidade de vida

A qualidade de vida é um conceito multidimensional amplo que considera o bem-estar físico, emocional, social e espiritual de uma pessoa (figura 3). De acordo com dados do National Health Interview Survey, aproximadamente 1 em cada 4 sobreviventes de cancro relata uma diminuição da QV devido a problemas físicos e 1 em cada 10 devido a problemas emocionais **(Weaver et al.,2012).**

O bem-estar físico é o grau em que os sintomas e os efeitos secundários, como a dor, a fadiga e a má qualidade do sono, afectam a capacidade de realizar as actividades diárias normais. O bem-estar emocional ou psicológico refere-se à capacidade de manter o controlo sobre a ansiedade, a depressão, o medo da recorrência do cancro e os problemas de memória e de concentração. O bem-estar social diz respeito principalmente às relações com os familiares e amigos, incluindo a intimidade e a sexualidade. O emprego, os seguros e as preocupações financeiras também afectam o bem-estar social. Por último, o bem-estar espiritual resulta da extração de significado da experiência do cancro, quer no contexto da religião, quer através da manutenção da esperança e da resiliência face à incerteza sobre a saúde futura **(Weaver et al., 2012).**

Os sintomas psiquiátricos podem surgir como resultado de uma doença física ou podem influenciar a manifestação e/ou o resultado do tratamento dessa doença. Uma série de dificuldades específicas pode persistir após o tratamento, incluindo problemas sexuais (12%), disfunção da bexiga (11%), problemas vaginais (por exemplo, infecções recorrentes) (10%) e linfedema dos membros inferiores (10%) **(Beesley et al, 2007)** Com exceção do cancro do ovário, a maioria dos diagnósticos de cancro ginecológico está associada a boas taxas de sobrevivência; a taxa de sobrevivência de 5 anos para o cancro do colo do útero é de 75% e para o cancro do endométrio é de 83%, em comparação com 55% para o cancro do ovário **(Vanessa et al,2008).**

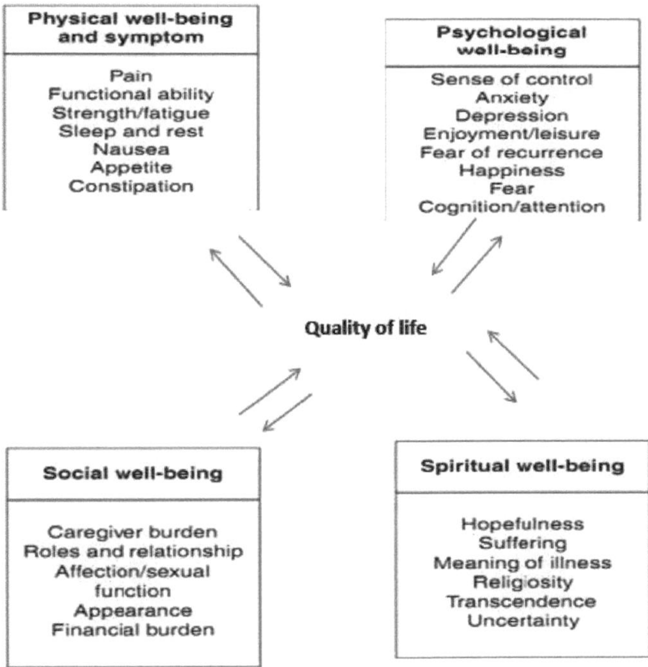

Encargos financeiros

Figura 3: Dimensões da QV afectadas pelo cancro. De Yarbro, C.H, Frogge, M.H e Goodman.(2006):Cancer Nursing Principle :in -Breast Cancer" ,6th ed ,Bartleelt :Bosten,pp190. Devido ao aumento dramático do número de sobreviventes que vivem cinco anos após o diagnóstico, tem havido um maior reconhecimento das sequelas contínuas e emergentes do cancro e do seu impacto na QVRS **(Aziz, 2007).** A qualidade de vida relacionada com a saúde é um termo de QV que tem em conta o impacto que uma doença tem na QV de um indivíduo. Embora a literatura sugira que a QVRS é um resultado subjetivo relatado pelo doente (PRO), muitos dos instrumentos atualmente utilizados para medir a QVRS dos sobreviventes de cancro continuam a adotar uma abordagem biomédica centrada na clínica **(Ashing-Giwa & Lim, 2010).**

Utilização de informações sobre a qualidade de vida nos cuidados oncológicos

Os dados sobre a qualidade de vida têm desempenhado um papel crucial na seleção de agentes terapêuticos que se tornaram o padrão de tratamento. Além disso, as informações sobre a qualidade de vida também são importantes para o planeamento do tratamento, a tomada de decisões, a prestação de cuidados de apoio, a determinação da preferência por uma nova terapêutica em relação à terapêutica padrão, a comparação de duas terapêuticas padrão com resultados de sobrevivência semelhantes, a identificação dos efeitos negativos da terapêutica a longo prazo, quando o tempo de sobrevivência é longo, a descoberta de um regime terapêutico melhor do que apenas os cuidados de apoio, quando o tempo de sobrevivência é curto, a determinação dos efeitos negativos da terapêutica adjuvante, a identificação da necessidade de cuidados de apoio, a identificação de problemas e a facilitação da comunicação na prática clínica. Estas informações são úteis tanto para os médicos como para os doentes, bem como para promover a comunicação entre eles. Os enfermeiros oncológicos desempenham um papel fundamental na prestação de informações sobre a QV aos doentes, para que estes possam tomar decisões mais informadas sobre o seu tratamento **(Ferrans, 2007) Medição da QV:** A qualidade de vida é medida através de instrumentos especialmente concebidos e testados, que medem a capacidade das pessoas para desempenharem as tarefas normais da vida. As análises da qualidade de vida são particularmente úteis para investigar os efeitos sociais, emocionais e físicos dos tratamentos e dos processos de doença na vida quotidiana das pessoas, analisar os efeitos do tratamento ou da doença em perspetiva e determinar a necessidade de apoio social, emocional e físico durante a doença **(Padilla et al., 2006).**

Para muitos doentes com cancro, o objetivo da terapia é tanto a melhoria da qualidade de vida como a eliminação das células tumorais. Embora a QV varie acentuadamente entre os tipos de cancro, uma proporção considerável de todos os doentes sofre os efeitos negativos do cancro e dos seus tratamentos, o que resulta numa diminuição da QV. Os indivíduos que têm um historial de tratamentos mais invasivos e agressivos tendem a apresentar um pior funcionamento e uma pior QV a longo prazo **(Kent et al., 2015).**

No que diz respeito às dimensões da QV, todos os estudos demonstram que a dor e a fadiga influenciam as quatro dimensões, reduzindo assim a QV dos doentes oncológicos **(Timperi, 2013, Rodrigues, 2012, e Michael &Tannock, 1998)** especificaram os factores determinantes que podem levar a uma diminuição da QV dos doentes oncológicos e dividiram-nos em três categorias: os relacionados com a saúde geral (física, social e psicológica), os diretamente relacionados com a doença e os relacionados com o tratamento. O resumo destes componentes está descrito na figura 4.

Figura 4: Os componentes da QdV relacionada com a saúde em doentes com cancro

Relacionado com a saúde geral			Relacionado com doença	Relacionado com o tratamento
Funcionamento físico	**Aspectos psicológicos**	**Apoios sociais**	• Sintomas gerais • (por exemplo, dor, náuseas ' vómitos)	• Efeitos secundários da quimioterapia (por exemplo, náuseas, queda de cabelo)
• Mobilidade dentro e fora de casa • Actividades da vida	• Nível de ansiedade, medo, depressão	• Relação com a família e os amigos • Apoio emocional	• Sintomas	• Efeitos secundários

diária • Lazer • Tempo passado na cama ou numa cadeira • Fadiga, dor • Capacidade de trabalho	• Nível de adaptação • Capacidade de concentração	• Impacto na vida familiar e social • Relações íntimas	específicos da doença (por exemplo, linfedema no cancro da mama ou disfagia no cancro da mama) cancro da cabeça e do pescoço)	dos medicamentos para controlar os sintomas (por exemplo, sonolência ' obstipação ' confusão com opiáceos)

Fonte: Rodrigues AM. (2012) determinantes da QOL global em pessoas com cancro avançado. dissertação, Universidade Mcgill do Canadá. Timperi AV, Ergas IJ, Rehkopf DH, Roh JM, Kwan ML, Kushi LH. (2013) Employment status and QOL in recently diagnosed breast cancer survivors. Psychooncology; 22: 1411-20. Micheal M, Tannock IF, Moore MJ et al,(1998):PMH experience with adjuvant chemotherapy for invasive urothelial cancer BRJ Urol 82:366-372

Efeitos secundários relacionados com o tratamento e o seu impacto na qualidade de vida:

Muitos tratamentos contra o cancro afectam o funcionamento dos ovários ou a ação dos estrogénios. Embora as recomendações específicas de tratamento dependam do local do cancro, do estádio e das caraterísticas do tumor, as mulheres com cancro da mama ou ginecológico são normalmente tratadas com cirurgia seguida de quimioterapia adjuvante, radiação e/ou terapias hormonais. Para as mulheres com cancro ginecológico, o tratamento cirúrgico pode envolver a remoção dos ovários e/ou do útero, bem como radiação pélvica. Para as mulheres com tumores positivos para receptores de estrogénio ou progesterona (a maioria dos cancros da mama e ginecológicos), a depleção de estrogénio induzida pelo tratamento é terapeuticamente desejável **(Goel et al., 2009).**

Resultados físicos da quimioterapia:

Neutropenia e anemia: Embora a quimioterapia possa certamente causar pancitopenia, ocorreram enormes avanços no domínio dos cuidados de apoio para ajudar a gerir esses efeitos secundários. **Neurotoxicidade:** Os doentes que recebem quimioterapia, especialmente os tratados com taxanos, agentes à base de platina e alcalóides da vinca, correm um risco acrescido de neurotoxicidade. A neuropatia periférica ocorre quando os nervos sensoriais são danificados; os nervos motores também podem ser afectados. Pode ocorrer ototoxicidade com a administração de cisplatina **(Diane et al., 2006).**

Problemas urinários: A histerectomia radical pode predispor as doentes para a incontinência secundária à dissecção radical e à lesão dos nervos. A radioterapia está associada a hiperatividade da bexiga, diminuição da capacidade da bexiga secundária a fibrose e formação de fístulas. As doentes com cancro do colo do útero correm o maior risco de disfunção sexual e disfunção urinária e intestinal após a radioterapia, ao passo que as doentes tratadas apenas com cirurgia ou quimioterapia parecem voltar a ter um funcionamento relativamente "normal"

(Wenzel et al., 2012& Greimel et al., 2009).

Náuseas e vómitos induzidos pela quimioterapia: A maioria dos agentes de quimioterapia está associada a algum grau de anorexia, náuseas e vómitos. Enquanto alguns regimes de quimioterapia provocam náuseas e vómitos nas primeiras 12 a 24 horas após a administração da quimioterapia, outros regimes provocam náuseas tardias, como é típico da carboplatina **(Herrstedt et al., 2011).**

Alopécia: A alopecia é uma preocupação importante para muitas mulheres que estão a receber quimioterapia, que sentem frequentemente que a perda de cabelo as distingue das outras e chama mais a atenção para a sua doença maligna **(Harcourt & Frith, 2008).**

Insuficiência ovárica induzida pela quimioterapia em mulheres com cancro da mama A quimioterapia provoca lesões nos ovários e alterações relacionadas com a menstruação e a fertilidade. Os efeitos dependem do tipo de quimioterapia que a mulher recebe e da sua reserva ovárica pré-tratamento (número de folículos imaturos remanescentes nos ovários). Alguns tipos de quimioterapia afectam os folículos em maturação, enquanto outros (incluindo os agentes alquilantes habitualmente utilizados) também danificam a reserva ovárica **(Su et al., 2011).**

As quimioterapias resultarão, por conseguinte, numa insuficiência ovárica temporária ou permanente sob a forma de: elevação da FSH e da LH séricas e diminuição do estradiol sérico, danos gonadais, especificamente, fibrose ovárica e danos foliculares, depleção de folículos e óvulos, óvulos pequenos, ausência de maturação folicular e ovários atróficos **(Lorna & Ramona ,2003, Jeruss & Woodruff, 2009, Hobbie & Schwartz, 1989&1994).** As mulheres com uma maior reserva ovárica antes do tratamento (por exemplo, mulheres mais jovens) terão mais probabilidades de recomeçar a ovulação após a quimioterapia **(Jeruss & Woodruff, 2009).**

A amenorreia durante a quimioterapia administrada em doses padrão ocorre normalmente dentro de dois a três meses em doentes com mais de 30 anos. No entanto, em doentes com menos de 35 anos, a amenorreia pode não se desenvolver até meses mais tarde. Muitas mulheres com menos de 30 anos continuam a menstruar durante o tratamento, e pode ocorrer uma gravidez durante ou após a quimioterapia. Quanto mais velha a mulher, maior a probabilidade de a amenorreia ser permanente **(Marisa, 2017).** A amenorreia transitória (amenorreia induzida pela quimioterapia (AIC)) ou a menopausa (menopausa induzida pela quimioterapia (MQI)) prevêem melhores resultados clínicos **(Walshe et al. ,2006, Swain et al. ,2010), mas** levantam uma série de preocupações relativamente à fertilidade residual, disfunção sexual, perda óssea e sintomas da menopausa, com um impacto negativo acentuado na QV **(Schover 2008).**

Qualquer retorno da menstruação ocorrerá normalmente nos 12 meses seguintes ao tratamento quimioterápico **(Abusief et al., 2010)**. Mesmo que voltem a menstruar, as mulheres com reserva ovárica diminuída entrarão na menopausa numa idade mais precoce **(Jeruss & Woodruff, 2009)**. Dados preliminares sugerem que a supressão ovárica com agonistas da hormona libertadora de gonadotropinas (GnRH) durante a quimioterapia pode ajudar a proteger a reserva ovárica e a promover a fertilidade após o tratamento. No entanto, a utilização desta abordagem continua a ser controversa e não é aprovada pelas diretrizes clínicas actuais **(Hulvat & Jeruss, 2009)**. Tais medicamentos incluem Zoladex e Lupron. Ambos são agonistas da hormona libertadora da hormona luteinizante (LHRH) e funcionam dizendo ao cérebro para impedir os ovários de produzirem estrogénio. Os medicamentos são administrados sob a forma de injecções, uma vez por mês, durante vários meses, ou de dois em dois meses **(Marisa, 2017)**.

A radiação na pélvis também pode danificar os órgãos reprodutores. No entanto, a radiação de dispersão interna dos tratamentos pode, por vezes, atingir a zona pélvica, pelo que as mulheres são encorajadas a adiar a gravidez até à interrupção das terapias de radiação **(Hulvat & Jeruss, 2009)**.

Resultados físicos após a cirurgia do cancro ginecológico

As doentes submetidas a cirurgia sofrem uma variedade de alterações, dependendo do tipo de cancro e do procedimento cirúrgico implicado. A histerectomia resulta em infertilidade, menopausa prematura e respectivas sequelas (por exemplo, alterações hormonais). A cirurgia para o cancro vaginal e vulvar pode resultar em danos nos nervos e alterações na anatomia vaginal, como fibrose estenose vaginal, encurtamento e redução da quantidade de lubrificação vaginal, que são desfigurantes e causam sofrimento psicológico significativo e disfunção sexual **(Barton-Burke & Gustacon, 2007, National Institute on Aging, 2010, ACS,2017)**.

Potenciais sequelas físicas da mastectomia com dissecção dos gânglios linfáticos axilares (ALND):

Após o tratamento cirúrgico do cancro da mama, podem surgir deficiências físicas de vários graus que afectam a QV dos sobreviventes **(Hayes et al, 2012)**. As sequelas da cirurgia do cancro da mama podem levar a limitações nas actividades da vida diária e à redução do nível geral de atividade física. A mastectomia radical modificada, a mastectomia segmentar com ALND e a cirurgia reconstrutiva podem provocar disfunção do ombro, incluindo imobilidade do ombro (posição protraída do ombro para proteger a cicatriz anterior, mesmo após alguns dias de encurtamento, os músculos peitorais são sobrecarregados e dolorosos, enquanto os músculos da omoplata são esticados e enfraquecidos **(Box et al., 2002)**.

A amplitude de movimento do ombro (ADM) é limitada em 1,5%-5. 0% das mulheres após o tratamento do cancro da mama, a dor está presente em 12%-5

1% (com até um terço a sentir alguma dor após 5 anos), a fraqueza dos membros superiores está presente em 18%-23% e o entorpecimento em 29%-81% **(Karki et a, 2005)**.

Outros problemas funcionais; inchaço dos membros superiores; linfedema; e dor **(Caffo et al., 2003)**. Após mastectomia radical modificada ou mastectomia segmentar com ALND, é comum as doentes apresentarem depósitos de tecido fibroso desorganizados (descritos como bandas "tipo corda") na área axilar e na área da parede torácica que restringem a amplitude de movimento do ombro em todos os planos **(Bergmann et al., 2011)** (Figuras 5 A, B,C); a formação de tecido fibroso faz parte do processo normal de cicatrização. Também é comum os doentes apresentarem contracturas miofasciais ou dos tecidos moles e aderências a estruturas próximas (Figura 5 D), embora se os doentes realizarem alongamentos suaves de rotina durante o período pós-operatório, é provável que a contratura dos tecidos moles seja evitada **(Imundo et al., 2011)**. A condição pode estar relacionada com anomalias na vasculatura axilar ou nos vasos linfáticos **(Rashtak et al., 2012)**.

Os problemas funcionais frequentemente observados após a cirurgia do cancro da mama incluem anormalidade postural, défices de ADM na articulação glenoumeral, problemas no cotovelo devido à cintagem (Figura 5 D), diminuição do movimento da parede torácica secundária à cicatrização, espasmo do músculo peitoral, movimento escapular anormal e escápula alada devido a neurapraxia do nervo torácico longo ou do nervo toracodorsal (Figura 6). Os doentes submetidos a reconstrução com retalho miocutâneo transverso do reto abdominal podem estar em risco de dor lombar ou disfunção da articulação sacro-ilíaca devido à colheita de tecido muscular e subcutâneo da parede abdominal. Alguns pacientes submetidos a reconstrução com retalho pediculado de grande dorsal podem apresentar alteração do ritmo glenoumeral e escapular, levando a problemas de mobilização do ombro. Para estes doentes, uma duração de tratamento mais longa (superior a 4 semanas) com um terapeuta experiente é crucial para a recuperação (figura 5 E) **(Macleod & Koelling, 2011)**.

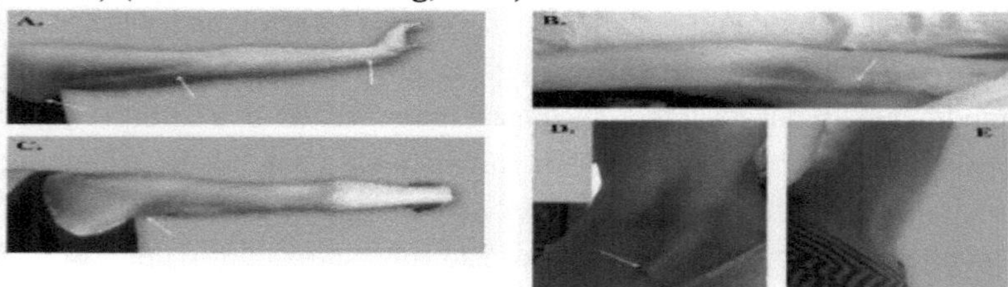

Figura 5: Cordão antes e depois do tratamento com petrissagem angular dinâmica. (a) Antes do primeiro tratamento: o cordão (setas) é claramente visível desde a axila até ao cotovelo e ao punho; (b) imediatamente após o primeiro tratamento: a proeminência do cordão (seta) é

reduzida e a amplitude de movimentos aumenta; (c) antes do segundo tratamento: o cordão (seta) é visível apenas em hiperextensão; (d) oito semanas após o segundo tratamento: o cordão está localizado na proximidade da cicatriz cirúrgica (seta), visto em extensão completa (foto fornecida pelo doente, tirada com um espelho); e) 14 semanas após o segundo tratamento: o cordão já não é visível, mesmo em extensão. Fonte: Paul A. Lewis, BA, RMT, Joan E. Cunningham,(2016): Dynamic Angular Petrissage as Treatment for Axillary Web Syndrome Occurring after Surgery for Breast Cancer: a Case Report International Journal of Therapeutic Massage & Bodywork Vol 9, No 2

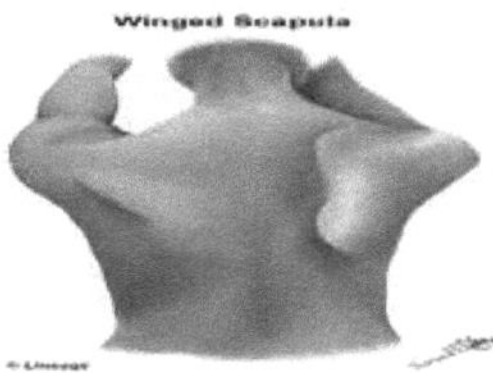

Figura 6. Alongamento da escápula devido a fraqueza do músculo serrátil anterior. Woodward TW, Best TM(2000): O ombro doloroso: parte I. Avaliação clínica. Am Fam Physician. 15;61(10):3079-88.

Três nervos estão em risco de serem danificados durante a cirurgia axilar. Os doentes podem queixar-se de uma sensibilidade incómoda que os impede de colocar o braço ao lado do corpo e de dormência no braço medial, desde a axila até ao cotovelo **(Macleod & Koelling, 2011).**

Preocupações psicossociais relacionadas com o cancro ginecológico e da mama:

Para além de lutarem contra o cancro, muitas mulheres com doenças malignas ginecológicas lidam com a depressão e a ansiedade. O impacto dos factores de risco psicossociais nas doentes com cancro do ovário está também a emergir como uma questão importante. Os dados mostram que os factores comportamentais, como o apoio social e a angústia, estão associados a alterações nas respostas imunitárias celulares. Sabe-se também que os factores comportamentais estão associados a mecanismos angiogénicos no sangue e no microambiente tumoral **(Meraner et al.,2012 &Yarbro et al., 2011).**

A depressão e a ansiedade foram relatadas em até 50% das amostras de mulheres tratadas de cancro ginecológico e estão associadas a uma variedade de preocupações, incluindo sentimentos negativos em relação ao sexo e medo da dor durante a relação sexual **(Hellsten et al., 2007&Tang, 2010),** medo da recorrência do cancro **(Carter et al., 2010, 2012)** e medo da transmissão do cancro através de actividades sexuais **(Saewong & Choobun, 2005).** O funcionamento e a satisfação sexual foram classificados como a terceira preocupação mais frequentemente comunicada pelas sobreviventes de cancro da mama. As preocupações sexuais resultaram em sofrimento emocional significativo, incluindo tristeza/depressão, questões relacionadas com a aparência pessoal, estigma e impactos negativos nas relações pessoais **(LiveStrong, 2010)**. Os estudos que examinaram as diferenças relacionadas com a idade nas mulheres com cancro da mama revelaram o seguinte. Em comparação com as mulheres mais jovens, as mulheres mais velhas relataram: pior bem-estar e funcionamento físico, menos angústia decorrente do diagnóstico, melhores resultados em termos de aparência, menos angústia relacionada com a sexualidade, menos angústia relacionada com o emprego, menos angústia familiar, mais declínio no funcionamento cognitivo; e menos mudanças positivas decorrentes do cancro da mama **(Loerzel,2006& Park et al.,2011)**.

Os maridos de mulheres com cancro da mama em fase avançada também referiram níveis mais elevados de angústia global, ansiedade e depressão, bem como níveis mais baixos de apoio da família e dos amigos do que os seus homólogos doentes numa medida quantitativa **(Wagner et al., 2009)**. Os filhos de pais afectados pelo cancro correm o risco de ter problemas emocionais e comportamentais, embora a maioria lide bem com a situação e seja improvável que venha a desenvolver tais problemas **(Osborn, 2007)**. A idade da criança, o seu estádio de desenvolvimento psicológico no momento do diagnóstico e da doença, e as caraterísticas da família modificam a carga psicológica do cancro dos pais sobre a criança **(Thastum et al., 2009)**. Ainda assim, até 25% das crianças que sofrem de doença grave dos pais vão ter um humor abatido e/ou ansioso, problemas de sono, falta de concentração, ou dificuldades na escola **(Moore & Rauch 2010)**.

A espiritualidade nas mulheres com cancro ginecológico e da mama:

A espiritualidade tem sido definida como um sentimento de paz, um objetivo e uma ligação a outras pessoas. Também influencia a forma como uma pessoa interpreta o sentido da vida. Embora a prática religiosa possa ser uma forma de expressar a espiritualidade, uma pessoa pode ser espiritual mas não religiosa. A perspetiva espiritual de uma mulher pode ajudá-la a lidar com um acontecimento que muda a sua vida, como o diagnóstico de cancro. O cancro afecta todas as partes da vida de uma mulher - em casa, no trabalho, com a família e com os amigos. Alguns especialistas acreditam que o bem-estar espiritual e religioso pode melhorar a perspetiva mental de uma mulher. Isto, por sua vez, pode ajudá-la a lidar melhor com a doença e o processo de tratamento **(Diane et al., 2006)**.

Preocupações sexuais físicas e psicológicas:

Estudos anteriores estimaram que a disfunção sexual ocorre em cerca de 50% das mulheres com cancro ginecológico **(Audette & Waterman, 2010)**. A preocupação sexual física mais frequentemente referida é a dispareunia (dor associada à relação sexual). Para algumas sobreviventes, o sofrimento emocional relacionado com a dor sentida nas relações sexuais pode persistir durante vários anos **(Reis, et al., 2010& Aerts et al., 2009).**

Cirurgia: A cirurgia pode influenciar a saúde sexual como resultado de alterações anatómicas diretas (por exemplo, mastectomia para cancro da mama) ou alterações no meio hormonal como resultado do tratamento (por exemplo, ooforectomia). Além disso, a imagem corporal pode ser perturbada como resultado da cirurgia, o que pode afetar a recuperação sexual **(Dizon et al., 2014).** A histerectomia também pode resultar em alterações anatómicas diretas da cúpula vaginal, incluindo encurtamento e fibrose vaginal, o que conduz a problemas de saúde sexual a longo prazo **(Becker et al., 2011)**. A fibrose e o estreitamento da vagina, os danos nos nervos e no sistema circulatório podem resultar na perda de sensibilidade física, ou mesmo numa maior sensibilidade ao toque, o que pode tornar a atividade sexual menos agradável, ou mesmo fisicamente dolorosa **(Plotti et al., 2011).**

As alterações na estrutura da vagina também têm sido relatadas como angustiantes para as sobreviventes de cancro ginecológico. Nas cirurgias radicais, parte da vagina pode ser removida, encurtando o comprimento da vagina e causando desconforto nas relações sexuais. A radioterapia pode danificar os tecidos vaginais e causar estenose vaginal (estreitamento), o que pode contribuir para relações sexuais dolorosas **(Aerts et al., 2009).**

Nas mulheres na pré-menopausa, as alterações hormonais resultantes da ooforectomia e da quimioterapia ou radioterapia podem perturbar a síntese e a ação dos esteróides sexuais, dos neurotransmissores e dos neuropeptídeos envolvidos na função sexual, podendo interferir com a resposta sexual e diminuir a capacidade de lubrificação vaginal, o que contribui para a dor nas relações sexuais e resulta no aparecimento precoce de sintomas da menopausa, tais como afrontamentos, falta de desejo sexual, atrofia vaginal, lacrimejamento vaginal ou hemorragia vaginal, que podem afetar a capacidade da mulher para ter relações sexuais vaginais ou atingir o orgasmo **(Reis, et al., 2010).**

As alterações ou a remoção dos órgãos genitais externos, como o clítoris, afectam a função orgásmica, a imagem corporal e a satisfação sexual **(Wilmoth & Spinelli, 2000).** E devido a um sistema imunitário enfraquecido, estas sobreviventes correm um maior risco de contrair infecções sexualmente transmissíveis **(Carter et al., 2012).**

Para as mulheres com cancro da mama, os impactos da cirurgia da mama na imagem corporal e na autoestima, ambos importantes contribuintes para a saúde sexual, estão bem caracterizados **(Fobair et al.,2006).** Para as mulheres jovens, pelo menos um estudo mostrou que as alterações na imagem corporal eram um indicador negativo significativo da atividade sexual, independentemente do tipo de cirurgia e da realização ou não de reconstrução. Além disso, após o controlo de questões sexuais pré-diagnóstico, uma menor perceção de atratividade sexual foi associada a maiores problemas sexuais **(Burwell et al., 2006)**.

Terapia médica: A maioria dos agentes citotóxicos resulta em efeitos secundários, incluindo sintomas constitucionais (por exemplo, fadiga, fraqueza) e toxicidade gastrointestinal (náuseas e vómitos), que podem limitar o interesse sexual, a satisfação, a confiança, a imagem corporal e a capacidade de excitação da mulher **(Stavraka et al., 2012& Burns et al., 2007)**.

Em mulheres mais jovens, a quimioterapia é também um forte fator de risco para amenorreia e menopausa precoce, o que pode afetar diretamente a estima sexual e a função sexual, ao induzir alterações físicas (secura vaginal) e hormonais que, para além de provocarem sintomas vasomotores, reduzem a libido. A quimioterapia tem também um impacto direto na imagem corporal, nomeadamente com agentes associados à alopecia, provocando a perda de cabelo não só na cabeça, mas também de pêlos privados e púbicos **(Roe, 2011)**. Por último, a quimioterapia pode causar toxicidades diretas na vagina e na pélvis; por exemplo, Krychman et al. (2004) relataram um caso de eritrodisestesia vaginal relacionada com a doxorrubicina lipossómica **(Krychman et al., 2004& Dizon et al., 2014)**.

Os moduladores selectivos dos receptores de estrogénio (por exemplo, o tamoxifeno) e os inibidores da aromatase (IA) podem afetar a função sexual; o risco para a saúde sexual pode ser maior com os IA. Na área dos problemas de lubrificação, dispareunia e insatisfação global com a sua vida sexual **(Baumgart et al., 2013)**.

Radioterapia (RT): Para as mulheres que recebem RT para um cancro genital ou pélvico, as toxicidades a curto prazo incluem incontinência de urina ou de fezes, irritação e dor, que podem diminuir a libido. Os efeitos secundários a longo prazo incluem a fibrose, que pode causar estenose vaginal ou, na sua forma mais grave, a aglutinação da abóbada vaginal, causando a obliteração do canal **(Dizon et al., 2014)**.

As mulheres que recebem RT para o cancro da mama também correm o risco de sofrer alterações cosméticas, incluindo eritema agudo, descoloração e rutura da pele, que podem afetar negativamente a imagem corporal. Também foram descritas toxicidades a longo prazo, incluindo hiperpigmentação, edema mamário e fibrose mamária, sendo a imagem corporal mais frequentemente afetada nas mulheres mais jovens. Por fim, a mobilidade do braço também pode ser afetada em resultado da cirurgia e da radioterapia **(Kelemen et al., 2012)**.

Preocupação sexual social/relacional:

Algumas sobreviventes de cancro ginecológico aperceberam-se de que os sentimentos dos seus maridos em relação a elas mudaram de alguma forma após o diagnóstico e o tratamento **(Sacerdoti et al, 2010)**. Outras referiram que o marido considerava que a sobrevivente estava doente, o que interferia com a relação sexual **(Rasmussen &Thome, 2008)**. A comunicação sobre as mudanças sexuais foi a questão mais difícil enfrentada pelas sobreviventes de cancro ginecológico **(Rasmussen &Thome, 2008)**.

Gynecologic Considerations for Women with Breast Cancer (Considerações ginecológicas para mulheres com cancro da mama):

Menopausa e problemas de substituição hormonal: As terapias hormonais reduzem a produção ou os efeitos de ligação dos estrogénios. Os "sintomas da menopausa" afrontamentos, suores noturnos, perturbações do sono, secura vaginal e perda de interesse sexual são os efeitos secundários mais comuns das terapias hormonais que diminuem a QV **(Avis et al., 2009&Dunn & Fox, 2009)**.

Problemas de fertilidade: As estimativas indicam que 15 % dos casos de cancro da mama ocorrerão em mulheres com menos de 40 anos de idade. Estas jovens doentes recebem frequentemente quimioterapia para além da cirurgia e, como tal, correm um risco acrescido de falência ovárica prematura. Sabe-se também que as doses do medicamento necessárias para causar falência ovárica diminuem com o aumento da idade. A quimioterapia pode também aumentar o risco de complicações durante a gravidez, incluindo aborto espontâneo, parto prematuro e baixo peso à nascença **(Walton & Prasad, 2011& ACS, 2017)** .

Os diagnósticos de cancro da mama devem incluir uma discussão sobre as preocupações com a fertilidade antes do início da terapêutica oncológica para determinar se se justifica uma intervenção imediata em mulheres na pré-menopausa. As doentes devem ser informadas de que a gravidez não aumenta o risco de recorrência do cancro da mama. O momento ideal para a preservação da fertilidade é frequentemente após a cirurgia, mas antes do início da quimioterapia adjuvante **(CNEB, 2017)**

Opções de fertilidade: A insuficiência ovárica e a diminuição da reserva ovárica são alguns dos problemas que as mulheres com cancro da mama podem enfrentar. Alguns tratamentos possíveis incluem tratamento farmacológico: Supressão da função ovárica utilizando um agonista da hormona libertadora de gonadotropinas (GnRH), que começa 10 dias antes do início da quimioterapia e continua durante todo o tratamento **(Cancer Research UK, 2015)**, Criopreservação de embriões: armazenamento de tecidos ou órgãos a temperaturas muito baixas para manter a viabilidade e pode ser utilizado para fertilização in vitro (FIV). Outros métodos incluem a transposição de ovários, oócitos de dadores e gâmetas artificiais **(CNEB, 2017)**.

Cancro durante a gravidez:

O cancro da mama durante a gravidez é raro, mas os números têm vindo a aumentar nos últimos anos. A investigação mostra que o cancro da mama é detectado em 1 em cada 3000 gravidezes. A maioria das mulheres tem entre 32 e 38 anos de idade aquando do diagnóstico. As potentes hormonas libertadas durante a gravidez (1000 vezes mais do que as libertadas durante um ciclo menstrual) estimulam alterações no tecido mamário. O cancro da mama avança frequentemente à medida que a mama sofre alterações fisiológicas extensas e normais, preparando-se para a lactação, o que torna o exame clínico da mama e a sensibilização para o cancro da mama mais difíceis e menos eficazes **(ACS, 2015b)**.

Os exames de diagnóstico de mulheres grávidas com cancro devem limitar a exposição a radiações ionizantes e só se justificam os exames radiológicos absolutamente necessários. Uma vez que a radiação ionizante, quer seja diagnóstica ou terapêutica, pode ser prejudicial para o feto, dependendo da dose e da idade gestacional do feto. A radiografia simples de tórax e a mamografia em duas incidências parecem ser procedimentos seguros, mas devem ser evitadas as radiografias simples abdominais, os exames com isótopos de radionuclídeos e as tomografias **(Schmittz et al., 2010)**.

A quimioterapia pode ser administrada após o primeiro trimestre, mas não na altura do parto **(Vinatier et al., 2009)**. Quando administrada no primeiro trimestre, a quimioterapia pode levar à perda fetal, à morte neonatal ou a malformações do recém-nascido. Após este período, o risco de anomalias fetais é baixo **(Cancer Research UK, 2015)**.

A restrição do crescimento intrauterino é o efeito predominante **(Schmittz et al, 2010)**. De acordo com alguns autores, a última dose de quimioterapia deve ocorrer três semanas antes do parto. Não deve ser administrada após 35 semanas de gestação, pois pode ocorrer parto espontâneo **(Gziri et al., 2012)**. A radioterapia e a terapia hormonal são geralmente evitadas, e a cirurgia deve ser cuidadosamente considerada numa base individual, dependendo do tipo de cancro **(Vinatier et al., 2009)**.

Se for necessário um tratamento sistémico, pode ser realizada uma cesariana logo que a maturação do feto o permita. Se for detectada uma doença agressiva no início da gravidez e for aconselhada quimioterapia, a interrupção da gravidez é uma questão que algumas doentes têm de enfrentar. Se for detectada uma massa enquanto a mulher está a amamentar, é-lhe pedido que pare de amamentar para permitir que a mama involua (regresse ao seu estado inicial) antes de ser realizado qualquer tipo de cirurgia **(brunner et al., 2009)**.

Tomada de decisão sobre o parto após o cancro:

O significado do cancro durante a gravidez: percepções sobre dar à luz uma criança com a eventualidade de não estar viva ou suficientemente saudável para cuidar dela também pode trazer sentimentos adicionais de culpa e tristeza **(Wendland, 2009)**. As gravidezes em doentes com cancro, em particular, podem estar associadas a dificuldades adicionais, exigindo uma intervenção precoce na saúde mental **(King et al, 2010)**. As mulheres que sofreram cancro são geralmente aconselhadas a esperar um ou dois anos após o tratamento bem sucedido antes de conceberem **(Cancer Research UK, 2015)**. As gravidezes em sobreviventes são consideradas gravidezes de alto risco, devido a uma maior percentagem de nascimentos prematuros, bebés com baixo peso à nascença e perdas perinatais **(Magelssen et al,2008)**.

Barreiras à discussão de problemas sexuais: Perspectivas dos doentes e dos prestadores de cuidados de saúde:

A literatura refere uma falta generalizada de discussão sobre preocupações sexuais entre os doentes e os seus prestadores de cuidados de saúde (PCS) durante e após o tratamento do cancro **(Lindau et al., 2007)**. Os sobreviventes referiram o medo de serem dispensados, a perceção de desconforto por parte dos médicos e a perceção de falta de opções de tratamento **(Rasmussen &Thome, 2008, Stead et al. , 2007)**. Tal como acontece com os doentes, existem múltiplas barreiras que podem explicar o facto de os prestadores de cuidados de saúde não se envolverem em discussões sobre saúde sexual, **nomeadamente** constrangimentos de tempo, uma vez que não há tempo suficiente para discutir preocupações sexuais **(Wiggins et al., 2007)**.

CAPÍTULO III

O papel da enfermagem na melhoria da QdV das doentes com cancro da mama e ginecológico

O envolvimento dos prestadores de cuidados de saúde, em especial dos enfermeiros, nos cuidados de sobrevivência ao cancro é essencial para promover e supervisionar as adaptações de um estilo de vida saudável necessárias para diminuir o risco de recorrência do cancro e as complicações pós-tratamento do cancro, bem como as doenças secundárias não relacionadas com o diagnóstico de cancro **(Salander et al., 2011).** No ano de 2006, o Instituto de Medicina reconheceu quatro componentes essenciais dos cuidados de sobrevivência centrados no doente: prevenção de cancros recorrentes e novos e outros efeitos tardios, vigilância da propagação do cancro, recorrência ou segundo cancro e avaliação dos efeitos tardios médicos e psicossociais, intervenções para as consequências do cancro e do seu tratamento, e coordenação entre especialistas e prestadores de cuidados primários (PCP) para garantir que todas as necessidades de saúde do sobrevivente são satisfeitas **(Hewitt et al., 2005).**

O enfermeiro oncológico deve efetuar a supervisão e o rastreio da perda óssea, das alterações da imagem corporal, do edema linfático, da disfunção sexual, da fadiga, do aumento de peso, das doenças cardiovasculares, da diabetes, etc. Além disso, a depressão e a ansiedade são comuns entre os doentes oncológicos e podem afetar negativamente a eficácia dos medicamentos, a adesão ao tratamento e a qualidade de vida dos sobreviventes **(Salander et al., 2011).**

A National Comprehensive Cancer Network (NCCN) **(2008)** tem sublinhado de forma consistente a necessidade de cuidados de elevada qualidade para os sobreviventes de cancro, na perspetiva do doente. A qualidade de vida pode ser afetada negativamente pelas crenças negativas dos sobreviventes sobre a gestão dos sintomas e pela negatividade sentida pelos seus prestadores de cuidados de saúde **(Yeom & Heidrich, 2009).** Os pensamentos intrusivos e negativos podem levar a problemas relacionados com o stress, incluindo o sofrimento emocional e o funcionamento físico **(Lebel et al., 2008).** Finalmente, a satisfação com os cuidados de saúde está associada ao bem-estar psicológico dos sobreviventes e à confiança na generosidade e bondade da sua comunidade **(Kaiser, 2008).** Os efeitos negativos da falta de transição e de informação de acompanhamento de qualidade manifestam-se em experiências de má qualidade de vida, atrasos nos tratamentos recorrentes e/ou contínuos, lacunas na informação ao doente, reembolso excessivo e atenção inadequada a questões psicossociais **(Peters et al., 2005).**

Os domínios da Prática Baseada em Evidências de Enfermagem de Aquisição de

Competências que proporcionaram melhores resultados para as sobreviventes de cancro da mama e **ginecológico** incluem

O papel de ajuda: O papel do enfermeiro é prestar serviços diretos aos doentes e ou aos seus familiares durante as visitas clínicas. Oferece um curso de formadores de quimioterapia. Estes formadores podem então oferecer cursos de formação em quimioterapia na comunidade com base nas diretrizes e no currículo de enfermagem oncológica **(CANO/ACIO, 2015).**

Educação do paciente: A função de ensino e treino: O conceito de educar os doentes sobre os protocolos de tratamento de acompanhamento da transição ajuda o doente a gerir os sintomas e os resultados esperados, aumentando a satisfação do processo de tratamento global através de: educação do doente e critérios de resultados: O doente e/ou a família devem ser capazes de descrever o estado da doença e da terapêutica a um nível consistente com o estado educacional e emocional do doente, participar no processo de tomada de decisão relativo ao plano de cuidados e às actividades de vida, identificar os recursos comunitários adequados que fornecem informações e serviços, descrever as acções adequadas para problemas altamente previsíveis, emergências oncológicas e efeitos secundários importantes da doença e/ou da terapêutica, e descrever o calendário quando se prevê uma terapêutica contínua **(Harhra&Basaleem,2012, Green et al. ,2012).**

Avaliação do doente: A função de diagnóstico e de monitorização do doente: verifica a existência de outros problemas de saúde, como a hipertensão arterial, as doenças cardíacas e a diabetes, e assegura que o doente recebe sistematicamente os rastreios adequados para evitar a recorrência da doença ou uma segunda neoplasia maligna. Mais importante ainda, o enfermeiro deve estar consciente dos problemas a longo prazo que podem causar perturbações físicas e emocionais que podem afetar as alterações funcionais como o edema da linfa * neuropatias; fadiga; perda óssea e diminuição da resistência, bem como alterações cosméticas relacionadas com ostomias; amputações; perda de cabelo e ou desbaste. A avaliação da compreensão que o doente tem da doença e do tratamento proposto é fundamental para acalmar a ansiedade e formular um plano de cuidados. A obtenção desta informação ajudará a evitar mal-entendidos e expectativas confusas. Uma preparação completa do doente melhora a adesão aos programas de tratamento e pode também ter impacto nos resultados do tratamento **(Paula et al., 2003, Harhra& Basaleem, 2012, Green et al., 2012).**

Coordenação dos cuidados: O enfermeiro deve ser a primeira linha de comunicação com o doente. Idealmente, o doente e a família devem sentir-se à vontade para contactar o enfermeiro oncológico por telefone durante todo o programa de tratamento. Muitos doentes viajam longas distâncias, pelo que a importância da comunicação por telefone deve ser realçada. Esta permite uma comunicação contínua com o doente, o reconhecimento precoce de emergências e o apoio emocional regular **(Harhra & Basaleem, 2012, Green et al., 2012).**

Administrar e monitorizar intervenções e regimes terapêuticos: o regime de tratamento pode representar uma ameaça para a saúde física e psicológica dos doentes. Foi demonstrado que a terapia adjuvante (cirurgia, quimioterapia ou radioterapia) tem efeitos adversos que afectam o estado de saúde física cinco a dez anos após o diagnóstico de cancro da mama. Apesar deste conhecimento, os prestadores de cuidados de saúde têm pouca compreensão das caraterísticas e das relações entre os sintomas e a QV, e da forma como estes se alteram ao longo do tempo. Após o tratamento do cancro da mama, as doentes referem efeitos adversos como fadiga, diminuição da resistência, depressão e diminuição geral da qualidade de vida quotidiana, que devem ser monitorizados durante e após o tratamento **(CANO/ACIO 2015).**

Monitorização e garantia da qualidade das práticas de cuidados de saúde: os prestadores de cuidados de saúde de qualidade começam por assumir a responsabilidade e o compromisso de aderir às melhores práticas e devem incentivar o acompanhamento periódico e o encaminhamento para os cuidados de apoio adequados e para os recursos comunitários, fornecendo ao mesmo tempo informações actualizadas ao cliente e à família. O enfermeiro deve encaminhar para grupos de apoio locais, incentivar planos de exercício e nutrição adequados e ajudar na recolha de informações. Além disso, o enfermeiro deve encorajar o envolvimento do cliente/família nas decisões de tratamento, no planeamento e na transição para os cuidados primários; e assegurar um apoio emocional adequado com informações factuais e recursos disponíveis e avaliar as exigências de sobrevivência ao longo das "estações" da sobrevivência **(CANO/ACIO 2015).**

Competências organizacionais e profissionais : Os prestadores de cuidados de saúde devem manter-se a par dos tratamentos rápidos e inovadores e das diretrizes relacionadas com a medicina oncológica e com os efeitos no doente para garantir as melhores práticas de transição. A abordagem de uma equipa multidisciplinar proporciona uma avaliação abrangente, tratamento, educação e serviços de apoio. A utilização da colaboração dos prestadores de cuidados de saúde entre as disciplinas de tratamento e a coordenação dos cuidados optimiza a qualidade de vida, os resultados para o doente e a conveniência **(CANO/ACIO 2015).**

Cuidados de apoio: Uma vez que os enfermeiros passam mais tempo com os doentes com dor do que qualquer outro profissional de saúde, é da maior importância que o enfermeiro tenha conhecimentos sobre a avaliação e a gestão da dor, a fim de proporcionar um bom controlo da dor, bem como a educação do doente e da família **(Harhra&Basaleem, 2012, Green et al, 2012).**

Uma comunicação eficaz exige uma compreensão do doente e das experiências que este expressa. Requer competências e, simultaneamente, a intenção sincera do enfermeiro de compreender o que preocupa o doente **(Papadantonaki, 2006)**.

Apoio e educação

Cuidados de enfermagem Cancro da mama

As doentes que passam pelo diagnóstico e tratamento do cancro da mama e ginecológico estão quase sempre apreensivas, assustadas e confusas. Responder a perguntas e reduzir as barreiras a uma boa comunicação entre a doente, o oncologista e o cirurgião pode ser muito útil **(Alexander et al., 2016)**.

Apoio durante o tratamento

As mulheres devem ser aconselhadas a terminar qualquer trabalho dentário antes da quimioterapia, uma vez que são mais propensas a infecções durante o tratamento. A fadiga é um problema comum que pode não se resolver rapidamente, levando à frustração e depressão do doente. Os vómitos, a diarreia, as úlceras na boca e as dores de garganta podem ser incómodos, mas são normalmente controláveis com medicação. A queda de cabelo é muito frequente e pode ser emocional e fisicamente dolorosa. As mulheres descrevem a sensação de queda de cabelo como desconfortável e são aconselhadas a cortá-lo assim que começa a cair para diminuir o desconforto. Estão disponíveis perucas e coberturas para a cabeça especialmente fabricadas em vários estilos **(Alexander et al., 2016)**. Durante a quimioterapia ocorre supressão da medula óssea e é extremamente importante evitar infecções. As mulheres devem ser aconselhadas a não se aproximarem de grandes multidões, a lavarem as mãos com frequência, a praticarem uma higiene oral cuidadosa, a descansarem bastante e a manterem limpos quaisquer cortes ou arranhões. A exposição a infecções sexualmente transmissíveis deve ser minimizada. No entanto, algumas restrições dietéticas podem ser aconselhadas pelo oncologista, como evitar queijos macios, carnes frias e saladas, porque esses alimentos e locais podem ter bactérias que podem afetar o paciente imunocomprometido **(Alexander et al., 2016)**.

Os doentes em quimioterapia podem ganhar 5 a 15 libras e possivelmente mais com um tratamento mais longo e com a terapêutica com prednisona. As razões para o aumento progressivo de peso e a perda de peso estagnada durante o tratamento do cancro são desconhecidas, mas podem estar relacionadas com o início súbito da menopausa, a alteração do metabolismo, a diminuição da atividade física durante a recuperação devido à fadiga, os snacks para diminuir as náuseas e o aumento do apetite devido aos esteróides. A massa muscular também pode diminuir durante a quimioterapia, levando ao aumento da gordura **(Gucalp et al., 2015)**.

O doente deve ser encorajado a eliminar os quilos indesejados através de uma dieta cuidada e de exercício físico, incluindo treino de musculação cuidadoso com instruções especializadas para doentes com cancro e exercício aeróbico, conforme tolerado. As sessões com um nutricionista e um treinador podem ser muito úteis **(Prentise et al., 2006).**

Os períodos menstruais de uma mulher na pré-menopausa podem parar durante a quimioterapia e não recomeçar, levando a uma menopausa prematura. No entanto, a gravidez pode ainda ocorrer mesmo após um longo período de amenorreia e o controlo da natalidade deve ser discutido com as mulheres durante este período. Os métodos não hormonais de contraceção e o controlo dos sintomas da menopausa (por exemplo, sintomas vasomotores) estão indicados nesta população **(Rinawi & Osborti, 2015).**

Nas mulheres jovens que podem querer começar ou aumentar a sua família após o tratamento, a proteção da função ovárica com medicação ou a colheita de óvulos pode ser uma opção viável. É importante encaminhar para um endocrinologista reprodutivo para discutir todas as opções reprodutivas. A gravidez após o cancro da mama deve ser uma decisão tomada pela paciente e pelo seu oncologista e obstetra e deve ser considerada de alto risco **(ruddy &Ginsburg, 2015).**

Cuidados de acompanhamento

Impacto emocional: Nos Estados Unidos, morrem quatro vezes mais mulheres de doença cardíaca do que de cancro da mama, mas as mulheres tendem a temer muito mais o risco de cancro da mama. As sobreviventes de cancro da mama continuam a ter uma vida saudável e produtiva, mas o trauma do diagnóstico e a dificuldade de algumas combinações de tratamento podem resultar em sofrimento psicológico ligeiro a grave e, frequentemente, em efeitos físicos duradouros. As preocupações psicológicas dos sobreviventes incluem o medo da recorrência, a fadiga, a dificuldade em dormir, a dor, a perturbação da imagem corporal, a disfunção sexual, os pensamentos intrusivos sobre a doença e a ansiedade persistente, o sentimento de vulnerabilidade e as preocupações com a mortalidade **(Aspetia&Peres,2015).**

A experiência do cancro da mama tem várias fases, cada uma com as suas próprias questões. O diagnóstico, o tratamento, a conclusão do tratamento, a reintegração, a sobrevivência, a recorrência e a paliação do cancro avançado têm de ser abordados juntamente com factores socioeconómicos, questões culturais, disponibilidade de apoio, acesso a cuidados e a presença de outras doenças ou crises da vida **(Hewitt et al., 2004).**

É importante avaliar os mecanismos de adaptação, o ajustamento psicológico ao cancro, a perceção do apoio familiar e encaminhar o doente para uma avaliação e aconselhamento psicológicos, se necessário. A participação dos doentes em grupos de apoio de pares é frequentemente benéfica. Os prestadores de cuidados de saúde podem beneficiar da leitura das narrativas dos doentes para compreenderem melhor o desafio do cancro **(Early breast cancer trialist collaborative group [EBCCG], 2011)**

As sobreviventes de cancro da mama têm um risco mais elevado de desenvolver outro cancro da mama, pelo que o acompanhamento e as mamografias anuais são muito importantes. Algumas sobreviventes apresentam lacunas nos cuidados de saúde, o que pode dever-se ao medo de recorrência e ao receio de tratamentos repetidos **(Snyder et al, 2009).** Os prestadores de cuidados a sobreviventes de cancro da mama têm de ter conhecimento dos tratamentos anteriores para elaborar planos de cuidados pós-tratamento, em coordenação com o oncologista médico **(EBCCG, 2011).**

As mulheres que recuperam bem após o tratamento de um cancro da mama precoce podem receber alta dos cuidados de um oncologista, mas devem ser acompanhadas de perto, o que deve incluir o historial, o exame físico, a revisão dos sistemas (a recorrência pode muitas vezes aparecer subtilmente, como dores incómodas nas costas ou no abdómen), testes de densidade óssea, mamografias e quaisquer outros testes com base na recomendação de um oncologista da clínica de sobreviventes. Os exames de seguimento dependem da extensão da doença e dos tratamentos recebidos **(ACS, 2015 b).**

Atualmente, pensa-se que as mulheres diagnosticadas com cancro da mama em fase inicial têm cerca de 90% de hipóteses de sobrevivência. As novas terapias estão a prolongar a vida das mulheres com doença recorrente ou avançada. Como prestadores de cuidados de saúde, é essencial educar as mulheres sobre os riscos, o rastreio, a prevenção e as novas terapias disponíveis para tratamento, a fim de continuar a promover a sobrevivência e a manter as tendências favoráveis que estão a ser observadas nos cuidados do cancro da mama **(ACS, 2015 b).**

Cuidados de enfermagem nas complicações após o cancro da mama

Os enfermeiros informam os doentes de que o cordão é autolimitado, resolvendo-se em 2-3 meses sem sequelas a longo prazo. Os doentes são encorajados a utilizar o braço o mais normalmente possível, mas são aconselhados a não levantar ou transportar objectos pesados durante 4-6 semanas. São também aconselhados a evitar períodos prolongados de atividade repetitiva ou de contração muscular estática com o braço afetado, como passar a ferro, conduzir ou utilizar o computador. Se a dor persistir ou se os movimentos continuarem limitados após este período, o doente deve ser encaminhado para um fisioterapeuta para avaliação e tratamento **(Moskovitz, 2001).**

Se os doentes apresentarem um seroma (presume-se que a acumulação de fluido seroso provoca uma inflamação dos tecidos e a subsequente fibrose dos tecidos moles que desencadeia o linfedema), são aconselhados a continuar os exercícios dentro dos limites do seu desconforto e são revistos pelo médico para uma possível aspiração do fluido. Infelizmente, uma vez removido, o líquido pode voltar a acumular-se ao longo de alguns dias, e o procedimento pode ter de ser repetido várias vezes até o seroma assentar **(Canadian Cancer Society's, 2011).** Cerca de 1 em cada 5 pessoas (20%) terá um linfedema do braço após o tratamento do cancro da mama **(Ridner, 2005& Tobias et al., 2015).** Há coisas que pode fazer para ajudar: usar luvas quando estiver a jardinar ou a fazer trabalhos domésticos, usar um corta-unhas em vez de uma tesoura, usar uma máquina de barbear eléctrica se se depilar debaixo dos braços, ter cuidado quando brincar com animais de estimação, usar protetor solar fator 50, evitar banhos e duches muito quentes, usar um hidratante sem perfume todos os dias para manter a pele húmida, uma manga elástica para usar desde o pulso até à parte superior do braço (para reduzir o inchaço do braço) e um colete elástico (para reduzir o inchaço do peito), uma ligadura elástica específica aplicada por um especialista em linfedema, um tipo especial de massagem chamada drenagem linfática manual (DLM), exercícios suaves em casa para ajudar a drenar o líquido do braço e, por fim, é importante notar que o levantamento de pesos ou o exercício demasiado repetitivo podem agravar o linfedema. Por isso, não se esqueça de parar de fazer exercício se a sua pele começar a ficar vermelha, quente e suada **(Tobias et al., 2015).**

Podem também ocorrer desequilíbrios musculares na parte superior do corpo e alterações do ritmo normal escápulo-umeral. Desde o início, o simples facto de se deitar no chão e empurrar ambos os ombros para trás e para baixo, para o chão, ajuda a esticar a cicatriz anterior e a relaxar os músculos peitorais. Isto é especialmente importante nas mulheres que optaram por uma reconstrução imediata (com ou sem implante), uma vez que é mais provável que os músculos peitorais estejam tensos e doridos **(Macleod e Koelling, 2011).**

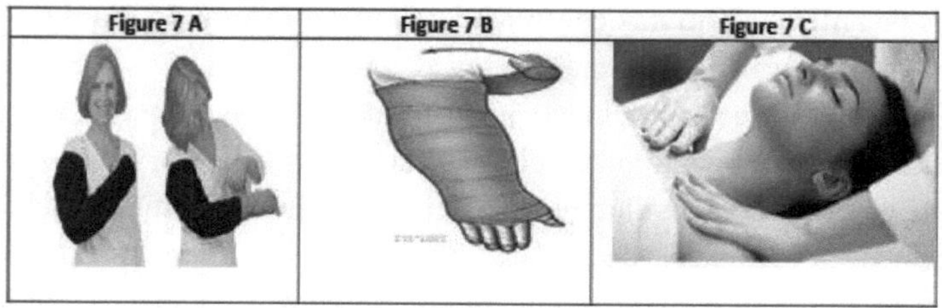

A) Manga de compressão e luva usada na extremidade. Fontes:http://www.lymphedemadepotcom/products/solaris/caresia,(2010): Posts Tagged 'lymphedema compression garments' accessed at Nov,2017 B) Ligadura de compressão da extremidade após drenagem linfática manual. Fonte: http://www.oncolink.com/coping/article.cfm?c=5&s=23&ss=39&id=536 C) Terapeuta a efetuar drenagem linfática manual. Fonte: www.massage.Com ,(2017): Massagem de Drenagem Linfática para Sobreviventes de Cancro da Mama

Sensibilidade da cicatriz: Algumas mulheres têm relutância em olhar para a cicatriz, e tocar-lhe pode ser uma questão muito emocional. É útil encorajar o toque e a massagem suave da área, especialmente se for muito sensível ou apertada, para evitar desconforto. É útil encorajar a doente a massajar suavemente a cicatriz para que esta se torne mais flexível. Se persistir rigidez dos tecidos moles, que é dolorosa e limita os movimentos, as técnicas de libertação miofascial utilizadas por um fisioterapeuta podem ser úteis para alongar os tecidos e permitir que estes se movam mais livremente sobre a parede torácica à medida que o braço se move em flexão ou abdução **(Macleod e Koelling, 2011).**

As doentes podem apresentar-se com dor. Muitas mulheres interpretam a sua dor como uma recidiva da doença, sendo muitas vezes necessário assegurar-lhes que o seu desconforto é um efeito secundário infeliz do tratamento necessário. A eletroterapia está contra-indicada. As máquinas de estimulação eléctrica nervosa transcutânea (TENS) podem ser úteis em alguns casos para ajudar a aliviar a dor causada pelo cancro **(Robb et al., 2008).**

Lesões nervosas e problemas com feridas: Três nervos estão em risco de serem danificados durante a cirurgia axilar. Os doentes podem queixar-se de uma sensibilidade incómoda que os impede de colocar o braço ao lado do corpo e de dormência no braço medial, desde a axila até ao cotovelo. O paciente deve ser encaminhado para um fisioterapeuta para que este o aconselhe sobre o fortalecimento do músculo e sobre a forma de evitar mais danos nos tecidos moles **(Macleod e Koelling, 2011).**

Os exercícios pós-mastectomia (figura 8) são normalmente efectuados três vezes por dia, durante 20 minutos de cada vez, até se restabelecer a amplitude total de movimentos (geralmente 4 a 6 semanas). O duche antes do exercício relaxa os músculos rígidos e a toma de um analgésico 30 minutos antes do início do exercício aumenta a capacidade da doente para cumprir o regime. Além disso, as actividades de autocuidado, como escovar os dentes, lavar o rosto, pentear e escovar o cabelo, são física e emocionalmente terapêuticas porque ajudam a restaurar a função do braço e uma sensação de normalidade para o doente. O enfermeiro incentiva o doente a utilizar os músculos de ambos os braços e a manter uma postura correta. Se um doente estiver a favorecer ou a imobilizar o lado afetado, ou se não se mantiver direito, qualquer exercício será ineficaz. Se o doente tiver enxertos de pele, uma incisão cirúrgica tensa e apertada, ou uma reconstrução imediata, os exercícios podem ter de ser prescritos especificamente e introduzidos gradualmente **(Brunner & Suddarth's, 2013).**

Figure 7:   Exercícios de educação da paciente após a cirurgia da mama

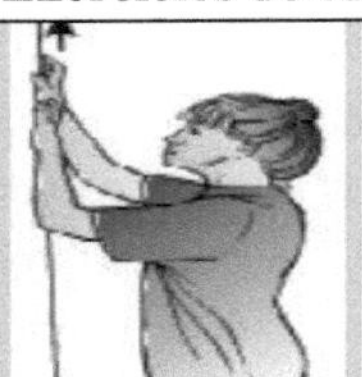

Escalada com as mãos na parede. Coloque-se de frente para a parede com os pés afastados e os dedos dos pés tão perto da parede quanto possível.
Com os cotovelos ligeiramente dobrados, coloque as palmas das mãos na parede ao nível dos ombros.
Ao flexionar os dedos, trabalhe as mãos para cima na parede até que os braços estejam totalmente estendidos. Em seguida, inverta o processo, trabalhando as mãos para baixo até ao ponto de partida

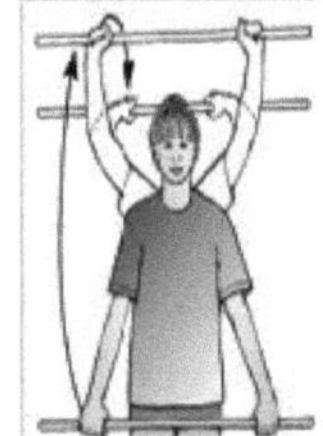

3 Levantamento com vara ou cabo de vassoura.
Agarrar numa vara com as duas mãos, afastadas cerca de 2 pés.
Mantendo os braços direitos, levantar a vara por cima da cabeça. Dobrar os cotovelos para baixar a vara atrás da cabeça. Inverter a manobra, levantando a barra acima da cabeça, e voltar à posição inicial

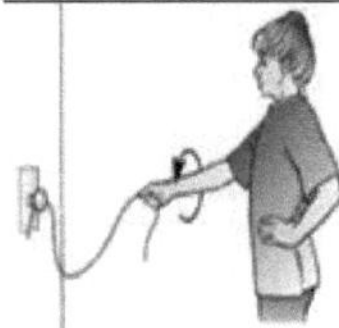

2 - Giro de corda.
Amarrar uma corda leve a uma maçaneta. Ficar de frente para a porta. Pegar na extremidade livre da corda com a mão do lado da cirurgia. Colocar a outra mão na anca. Com o braço que segura a corda estendido e afastado do corpo (quase paralelo ao chão), rodar a corda, fazendo oscilações tão amplas quanto possível.
Começar lentamente no início; acelerar mais tarde

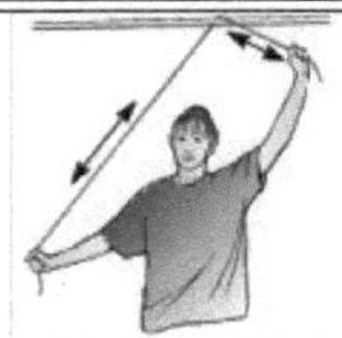

4- Puxão da polia.
Atire uma corda leve para cima do varão da cortina do duche ou do varão da cortina da porta. Coloque-se o mais próximo possível da corda. Segure uma extremidade em cada mão.
Estender os braços direitos e afastados do corpo. Puxar o braço esquerdo para cima, puxando para baixo com o braço direito, depois o braço direito para cima e o esquerdo para baixo, num movimento de serra.

Fonte: Brunner & Suddarth's 2013: cancro da mama Textbook of Medical -Surgical Enfermagem 10ª edição

Cuidados de enfermagem para o cancro ginecológico

Os enfermeiros de prática avançada [APPs] são membros vitais da equipa. Podem trabalhar diretamente com oncologistas ginecológicos e prestar assistência no tratamento pré e pós-operatório de mulheres com cancro ginecológico. O âmbito da prática dos enfermeiros de prática avançada permite contributos significativos nas diferentes fases da trajetória da doença oncológica e os APPs prestam serviços de rastreio e prevenção, diagnóstico e tratamento, sobrevivência e vigilância, bem como cuidados em fim de vida **(smith et al., 2014&fox, 2014).**

Cardiovasculares: A utilização de vestuário de compressão pode prevenir ou estabilizar o linfedema e ajudar a tratar o edema e as varizes. O exercício e uma dieta saudável para o coração podem prevenir a hipertensão, a hiperlipidemia e ajudar a retardar ou atenuar a aterosclerose, a cardiomiopatia e a insuficiência cardíaca congestiva. O exercício físico ajuda na restrição respiratória e nos sintomas de fadiga. Recomenda-se a vacina contra a gripe. Recomenda-se uma avaliação cardiovascular e respiratória cuidadosa, que inclua avaliação lipídica, da tensão arterial e vascular, juntamente com um exame físico anual **(Kloor et al., 2016).**

Gastrointestinal: Os sintomas gastrointestinais causados pelas aderências podem ser melhorados com massagens e ioga. Os sintomas de obstipação, fezes moles, incontinência fecal e colite respondem frequentemente a fibras solúveis e probióticos. As alterações na dieta, as estratégias de redução do stress e a acupunctura também podem ser bem sucedidas no tratamento destas condições. O encaminhamento para especialistas, como naturopatas, nutricionistas, fisioterapeutas, massagistas e gastrointestinologistas, pode ajudar no tratamento dos sintomas gastrointestinais. Se os testes de função hepática permanecerem anormais no final do tratamento do cancro, está indicada a consulta de gastroenterologia. Os sintomas urológicos de aderências, dor ou incontinência podem ser reduzidos com fisioterapia do pavimento pélvico, exercícios para o núcleo e massagem terapêutica. A alteração da função renal, a hematúria, a cistite intersticial e outras condições podem exigir a assistência de um especialista em urologia **(Andreyer et al., 2012).**

Esquelético: A osteoporose é um risco associado tanto à exposição à radiação como à redução da produção de estrogénio. Aconselha-se a prevenção com exercício de resistência, dieta adequada e/ou suplemento de cálcio e vitamina D. Recomenda-se um exame da densidade óssea e um nível de vitamina D no final do tratamento do cancro para avaliar o estado de risco inicial. Acompanhamento pelo menos anual com avaliação da participação em exercícios, ingestão de cálcio e vitamina D. A mialgia, a artralgia, as aderências e a fraqueza podem ser tratadas com fisioterapia, massagem, acupunctura, nutrição e exercício **(Kloor et al., 2016).**

Integumento: A pele seca, a sensibilidade cutânea, a urticária e a erupção cutânea são comuns após o tratamento do cancro. Após a exposição à radiação, os sobreviventes de cancro correm um risco acrescido de contrair vários tipos de cancro da pele no seu campo de radiação. Recomenda-se a utilização de protectores solares e a prevenção da exposição direta e prolongada ao sol. A avaliação dermatológica do campo de radiação é recomendada anualmente e é necessária para a avaliação e o tratamento de outras doenças da pele após os tratamentos contra o cancro. A perda de cabelo no campo de radiação pode persistir durante meses ou anos após os tratamentos **(Sara et al, 2011)**.

Endócrinas: As alterações endócrinas decorrentes dos tratamentos contra o cancro podem ser agudas, como a menopausa cirúrgica, ou tardias, com alterações na função da tiroide ou risco de síndrome metabólica. Tratamento sintomático dos afrontamentos, do risco de osteoporose e da fadiga. Recomenda-se a monitorização anual do hipotiroidismo, da hipertensão e da hiperlipidemia ao longo da vida do sobrevivente de cancro **(Elkins et al., 2008).**

A gestão do stress, o treino de relaxamento e a terapia cognitivo-comportamental podem ser considerados para os afrontamentos. A educação da doente sobre o controlo dos afrontamentos deve incluir evitar bebidas quentes, alimentos picantes e cafeína, uma vez que estes são factores desencadeantes para algumas mulheres. O exercício regular e ligeiro, como caminhar, pode ajudar a aliviar os afrontamentos. O uso de roupas leves, de fibras naturais, e a colocação de camadas de roupa permitem um fácil ajuste à temperatura ambiente. Manter a temperatura corporal central baixa pode ser benéfico no tratamento dos afrontamentos **(Elkins et al., 2008).**

A gestão da disfunção sexual inclui aconselhamento sexual, relaxamento dos músculos do pavimento pélvico, comunicação sexual, melhoria da autoestima e da imagem corporal, mudanças de estilo de vida saudável, concentração nos aspectos positivos e apoio do parceiro. É também de considerar o encaminhamento para um terapeuta conjugal ou sexual, para ajudar as mulheres a processar a intensa angústia do diagnóstico e do tratamento e para preservar a comunicação com o seu parceiro **(Schover, 2008, Bakewell & Volker, 2005).**

Pélvica: A enfermeira explica à doente que os sintomas pélvicos de incontinência e aderências são bem geridos com a ajuda de massagem e fisioterapia. Os efeitos tardios da radioterapia incluem atrofia vaginal, fibrose e estenose. As relações sexuais são retomadas cerca de 4 a 6 semanas após a cirurgia. A estenose vaginal ocorre com maior frequência e recomenda-se a dilatação vaginal regular para manter a saúde vaginal e uma boa função sexual. Isto pode ser conseguido através de relações sexuais frequentes. Para as doentes que não são sexualmente activas, a utilização regular de um dilatador vaginal, pelo menos 3 vezes por semana, com lubrificantes solúveis em água. A utilização de um creme de estrogénio tópico prescrito a partir de 2 semanas após a radioterapia ajuda a estimular a regeneração epitelial e ajuda a minimizar a perda funcional. Consultar o oncologista responsável pelo tratamento ou um ginecologista se o estrogénio for contraindicado para as doentes **(Stilos et al., 2008, Sara et al., 2011)**.

A dispareunia relacionada com uma deficiência hormonal ou uma atrofia vaginal induzida por radiação pode ser gerida com fisioterapia do pavimento pélvico, consistente com a utilização de um dilatador vaginal **(Medical press, 2015)**.

Infertilidade: A infertilidade é provável, mas não é um resultado consistente da exposição à radiação e/ou quimioterapia. O enfermeiro explica à paciente a importância de evitar a gravidez durante um ano inteiro após o tratamento do cancro, e aconselha a contraceção se houver a possibilidade de engravidar durante esse período. Se a sobrevivente de cancro ginecológico estiver interessada em ter filhos, recomenda-se uma avaliação da fertilidade, que inclui a avaliação dos níveis hormonais por ultra-sons, um exame físico e uma consulta com um especialista em reprodução. O apoio de um conselheiro de saúde mental ou de um grupo de apoio pode ser útil se houver um sentimento de luto em torno da perda de fertilidade **(Loren et al., 2013)**.

Dor: A gestão dos sintomas da dor pós-cancro inclui massagem, fisioterapia, acupressão, imagens guiadas, hipnose, meditação, exercício, aconselhamento e distração. Medicamentos como anti-inflamatórios, analgésicos não narcóticos, relaxantes musculares, antidepressivos, anticonvulsivos e analgésicos narcóticos podem ser adequados para alguns doentes.É bom lembrar que esta dor pode ser temporária ou crónica e que o tratamento tem de ser monitorizado e reavaliado quanto à sua adequação ao longo do tempo. Recomenda-se o encaminhamento para um especialista em gestão da dor se for necessária assistência para a gestão da dor crónica **(Davies & D'Arcy, 2013)**.

Neuropatia: A neuropatia periférica diminui naturalmente ao longo dos primeiros anos após o tratamento do cancro, mas pode nunca desaparecer completamente. A massagem, a acupunctura, o apoio nutricional e o exercício físico são eficazes na redução dos sintomas para muitos sobreviventes de cancro. A terapia física e ocupacional pode ser necessária se os problemas de equilíbrio criarem um risco de queda para os sobreviventes com neuropatia persistente dos membros inferiores **(Lee & Decker, 2012)**.

Substâncias como certas vitaminas E, suplementos alimentares como o cálcio e o magnésio, e outros medicamentos como alguns medicamentos anti-convulsivos, como a carbamazepina (Tegretol), alguns antidepressivos, como a venlafaxina (Effexor), e o glutatião ajudam a proteger as células nervosas de danos. Este é um grande problema para algumas pessoas; existem algumas coisas que tentam diminuir este risco. Por exemplo: Em vez de administrar uma grande dose de quimioterapia uma vez por semana, podem ser administradas doses mais pequenas 2 ou 3 vezes por semana, a mesma dose pode ser administrada durante mais tempo, por exemplo, durante 6 horas em vez de 1 hora, a quimioterapia pode ser administrada como uma infusão ininterrupta e muito lenta durante alguns dias e, para determinados problemas, as doses dos medicamentos podem ser reduzidas, preservando a maioria dos bons efeitos **(ACS, 2016c).**

Disfunção cognitiva: A disfunção cognitiva, frequentemente designada por "cérebro da quimioterapia", é comum nos sobreviventes de cancro, mas ainda não foi encontrada uma causa específica. A disfunção cognitiva está relacionada com a resposta inflamatória do organismo ao tratamento do cancro, ao "stress" e à predisposição individual devido à idade, à reserva cognitiva e à genética **(Ercoli, 2014).** Os relatos de disfunção cognitiva vão desde preocupações ligeiras e intermitentes com a descoberta de palavras até bloqueios completos de memória. A incapacidade de organizar e dar prioridade às tarefas pode alterar a capacidade de regressar ao emprego anterior, e a diminuição da memória de curto prazo pode alterar gravemente a capacidade de aprender novas competências. Tal como acontece com outros sintomas de sobrevivência, os cuidados de apoio e o tempo geralmente melhoram a função cognitiva. Os dispositivos compensatórios que as enfermeiras podem utilizar para educar as mulheres, tais como manter lembretes de compromissos num bloco de notas ou no telemóvel, traçar o percurso e a lista de recados a fazer e ter uma rotina para as tarefas relacionadas com o trabalho, podem ser úteis. Se a disfunção cognitiva persistir ou afetar o desempenho e a QV no trabalho ou em casa, está indicado o encaminhamento para uma avaliação neuropsicológica **(Harchman et al., 2014).**

Gestão e apoio dos sintomas psicológicos: É normal que o sobrevivente de cancro tenha medo da recorrência do cancro e uma sensação de viver com incerteza. A garantia de que isso é normal e que diminui com o tempo pode ser tudo o que a doente precisa para seguir em frente. Incentive-a a falar sobre os seus sentimentos de preocupação com a família, amigos e grupos de apoio de outros sobreviventes de cancro. Se as preocupações começarem a interferir com o seu funcionamento, ou se houver sinais de perturbação de stress pós-traumático, é indicado encaminhar a doente para aconselhamento. Uma avaliação cuidadosa do sobrevivente de cancro em cada consulta permitirá uma intervenção precoce e uma gestão adequada. Os cuidados de apoio com grupos de apoio, aconselhamento e teoria cognitivo-comportamental podem ter de ser complementados com medicação para a ansiedade, depressão ou insónia. O exercício físico, o ioga, a meditação, a hipnose, a acupunctura e a massagem têm demonstrado um impacto comprovado na saúde mental dos sobreviventes de cancro. O encaminhamento para uma avaliação de medicina do sono pode ser indicado se o sobrevivente de cancro relatar fadiga persistente, insónia ou ciclos de sono-vigília desordenados após o tratamento **(Asco post, 2014).**

Saúde sexual: Incentivar a comunicação entre os casais, oferecer educação sobre hidratantes vaginais, lubrificantes sexuais e reposição hormonal, conforme apropriado, e oferecer referências para aconselhamento, conforme necessário. Para as mulheres solteiras, a reentrada na arena do namoro possui factores de stress adicionais com preocupações de imagem corporal, medo de rejeição e vulnerabilidade emocional. Os grupos de apoio podem ser úteis para abordar estas questões **(Medical press, 2015).** As pacientes podem necessitar de educação e de garantias de que a atividade sexual é segura e não conduzirá a uma recorrência do cancro ou à transmissão do cancro ao marido **(Green et al., 2000).**

Angústia espiritual: Muitos sobreviventes de cancro consideram que falar com um capelão profissional, um conselheiro religioso ou espiritual de confiança ou um terapeuta sobre estas questões é útil. Ser capaz de "retribuir", através de voluntariado ou de trabalho remunerado com

organizações que prestam assistência a diversas populações carenciadas, é frequentemente terapêutica para a gestão do sofrimento espiritual **(Asco post,2014).**

As discussões sobre o planeamento de cuidados avançados, incluindo o incentivo ao preenchimento de documentos, como testamentos em vida e procurações duplas para cuidados de saúde, podem ajudar os sobreviventes de cancro a ter um sentimento de controlo sobre as questões do fim da vida. Ajudar os doentes a serem encaminhados para agências comunitárias, preencher a documentação relativa a incapacidades e defender os serviços sociais fazem parte do papel dos APPs nos cuidados primários **(Ocflinger &Nekhludor, 2011).**

Figure 8: Necessidades de informação relacionadas com o cancro ginecológico

Tópico	Informações
Questões de manutenção da saúde	
Terapia de substituição de estrogénios (TRE)	**Indicações:** Atrofia vaginal com infeção ou disfunção sexual, perda de suporte pélvico com incontinência, responsabilidade emocional na perimenopausa, castração precoce por cirurgia e radiação, instabilidade vasomotora e ciclos de estrogénio com progesterona,
Acompanhamento	Mamografia anual, exame pélvico anual e procurar assistência médica se ocorrer qualquer hemorragia vaginal anormal, incluindo hemorragia pós-menopausa (PMB)
Peito próprio exame (BSE)	Importância do BSE em conjunto com o ERT, determinar o calendário para ajudar no cumprimento, e técnica para efetuar o BSE e demonstração de competências
Dieta e controlo do	Dieta rica em cálcio com baixo teor de gordura, suplementos de

peso	cálcio, terapêutica com difosfonatos para a osteopenia, manter o peso dentro dos limites normais, grandes quantidades de cafeína e fibras podem diminuir a absorção de cálcio, e exercícios de suporte de peso para diminuir a perda óssea, como caminhar
Hemorragia vaginal anormal	Procurar assistência médica em caso de novo aparecimento de hemorragia anormal, incluindo intra-menstrual e PMB, se a paciente infértil com um ciclo ovulatório deve ser avaliada,
	apesar de apenas 20% dos casos de SPM estarem associados a malignidade, e a avaliação de hemorragias anormais incluir o exame pélvico e a biopsia endometrial
Preocupações psicossexuais	
Funcionamento da função	Dissipar os mitos relacionados com a perceção da perda de feminilidade devido à remoção do útero, das trompas e dos ovários ' por exemplo, aumento de peso, perda de interesse/desprazer sexual, envelhecimento, deterioração mental, e ajudar a redefinir o eu em termos que não a reprodução
Funcionamento sexual	Rever a anatomia, a fisiologia e o funcionamento sexual no pré-operatório, completar a avaliação sexual **Alteração da função sexual secundária à radiação:** A secura vaginal e a estenose podem resultar em doentes que não são sexualmente activas, a menos que sejam utilizados dilatadores vaginais e lubrificantes, a utilização de lubrificantes solúveis em água durante a relação sexual, como Astroglide ou hidratantes não hormonais utilizados 3 vezes por semana, como Replens, e a utilização de pastilhas vaginais de estrogénio de baixa dosagem (Vagifem) ou dispositivo de anel (Estring) que libertam um mínimo de estrogénio sistémico **Terapia não hormonal para os sintomas da menopausa:** Antidepressivos de baixa dosagem, algodão em camadas, roupas leves de lã, técnicas de respiração/relaxamento, ambiente fresco, evitar banhos quentes, banheiras de hidromassagem, alimentos quentes antes de dormir, exercício regular

Fonte: Lois Al madrones Cassidy, RN, MS, FNP, MPA (2011): Cancro do Endométrio, Abordagens Terapêuticas e Cuidados de Enfermagem

Um programa de reabilitação do cancro que inclua treino físico, sessões psicossociais e contactos entre doentes constituirá uma combinação poderosa e de apoio. Os programas de reabilitação do cancro podem constituir uma via para uma abordagem sistemática da prestação de cuidados de acompanhamento. Podem ser oferecidas formas inovadoras de reunir grupos multidisciplinares e garantir que as necessidades dos doentes com cancro são satisfeitas **(Korstjens et al., 2007).** Os membros dos grupos multidisciplinares podem incluir o oncologista, o enfermeiro, o fisioterapeuta, o terapeuta ocupacional, o psicólogo e o assistente social. Itens

A lista de cuidados a incluir incluiria os cuidados psicossociais, os sinais e sintomas relativos ao processo da doença, os efeitos a longo prazo da radiação ou da quimioterapia, as necessidades de atividade física, a prevenção de segundos cancros e as preocupações nutricionais. As mulheres sobreviventes de cancro que terminam o tratamento devem receber um resumo completo dos cuidados. Este "Plano de Cuidados de Sobrevivência" poderia ser revisto com a doente durante uma consulta formal de alta. Os enfermeiros de oncologia podem desempenhar um papel fundamental neste processo **(Hewitt, 2005).**

CAPÍTULO IV

Mulheres e métodos

O presente estudo foi realizado para avaliar a eficácia do programa educativo na melhoria da qualidade de vida das mulheres submetidas a tratamento para os cancros ginecológico e da mama.

I-Desenho técnico

Conceção da investigação

Foi adotado um modelo de investigação quase experimental.

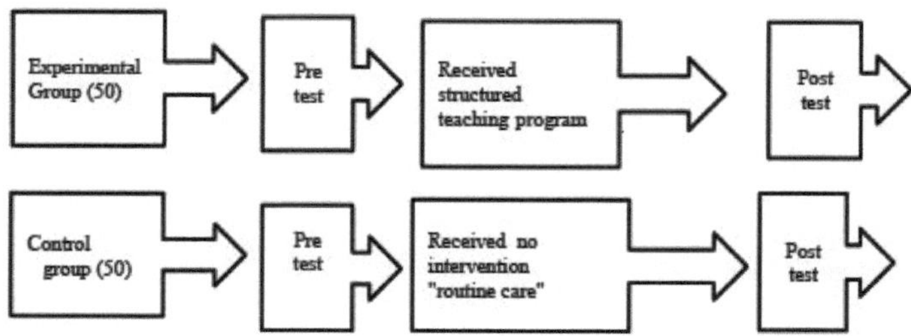

Definição:

O estudo foi realizado no ambulatório "um quarto para pacientes do sexo feminino" do instituto de oncologia, que era o único local de prestação de cuidados de saúde a mulheres oncológicas ginecológicas na região de El-Minya.

Sujeitos do estudo

Amostra

Foi recrutada uma amostra aleatória de mulheres com diagnóstico de cancro ginecológico e da mama que frequentavam o instituto de oncologia. A frequência total por semana variou entre 1-2 casos de cancro ginecológico e 2-3 casos de cancro da mama. O número total de mulheres incluídas no estudo foi de 90 mulheres. O tamanho da amostra foi aumentado para 100 mulheres para aumentar o poder do estudo e para evitar que faltassem itens no questionário e obter resultados mais informativos. A amostra foi calculada segundo a fórmula do estudo quase experimental.

$$n = \frac{(z_{1-\alpha/2} + z_{1-\beta})^2 * p * q}{(p_1 - p_0)^2}$$

(Bhalwar et al 2009). Em que, n = dimensão mínima da amostra para cada grupo $z_{1-\alpha/2}$ = valor do erro alfa; $z_{1-\beta}$ = valor do erro beta; para o teste habitual quando o erro alfa = 0,05 com duas caudas, o valor é 1,96 e para o erro beta = 0,20, é 0,84; P0= Proporção de pessoas sem o resultado que têm a probabilidade de ter a exposição

A amostra foi dividida em dois grupos principais de "50" mulheres para cada um; grupo de estudo que seguiu o programa educacional recomendado para a melhoria da QV e grupo de controlo que seguiu os cuidados de rotina. Cada grupo foi designado para a linha de tratamento de acordo com o método de aleatorização.

Randomização:

A aleatorização foi efectuada utilizando uma tabela aleatória gerada por computador. Após a aceitação das mulheres elegíveis para participar no estudo, estas foram distribuídas aleatoriamente por um dos grupos acima referidos. A ocultação da distribuição foi efectuada utilizando um envelope opaco fechado e numerado em série. O aconselhamento para a participação foi efectuado antes do recrutamento. Uma vez efectuada a atribuição da participação, esta não podia ser alterada.

Os critérios de inclusão:

1.   Mulheres submetidas a tratamento de cancros ginecológicos, como os cancros do útero, dos ovários, do colo do útero, da vulva ou da vagina e o cancro da mama, nos últimos três meses.

2.   Mulheres casadas com idades compreendidas entre os 20 e os 55 anos .

3.   Pré-menopausa ou pós-menopausa (definida por amenorreia de ≥ 6 meses).

4.   Capacidade de dar consentimento informado.

Critérios de exclusão:

1. Diagnósticos adicionais de cancro (incluindo metástases).

2. Mulheres que não tiveram relações sexuais no último mês, que estiveram grávidas ou deram à luz nos últimos 6 meses ou mulheres viúvas

Ferramenta do estudo

Os dados foram recolhidos através de um questionário de entrevista estruturado nas fases de base, de acompanhamento e de avaliação. A avaliação foi efectuada antes dos ciclos iniciais de quimioterapia, o acompanhamento foi efectuado durante o ciclo de quimioterapia subsequente, enquanto a avaliação (pós-intervenção) foi efectuada três semanas após a receção da última dose de quimioterapia.

<u>As fichas utilizadas para a avaliação de base consistiam em:</u>

Instrumento I: Um questionário de entrevista estruturado: A primeira parte incluía: Dados sócio-pessoais, história menstrual, factores de stress social, caraterísticas clínicas e dados sobre o planeamento familiar.

Instrumento II: Registo dos efeitos secundários do tratamento oncológico, que incluía uma pergunta sobre os efeitos secundários do tratamento do cancro.

Instrumento III: A Escala de Preocupações Reprodutivas

Instrumento IV: Índice da função sexual feminina.

Instrumento V: A Escala de Impacto dos Acontecimentos - Revisto "Stress específico do cancro" **Instrumento VI:** A Avaliação Funcional da Terapia do Cancro - Geral (TCHI FACT-G) para medir a QV.

Folha de acompanhamento

A folha de acompanhamento continha o: Registo dos efeitos secundários do tratamento oncológico" **Ferramenta II** ". Envolvia a frequência dos efeitos secundários do tratamento do cancro como: náuseas, fadiga, dores e outros efeitos secundários após ciclos de quimioterapia subsequentes.

A ficha de avaliação incluía

Instrumento II: Registo dos efeitos secundários do tratamento oncológico, que incluía uma pergunta sobre os efeitos secundários do tratamento do cancro.

Instrumento IV: Índice da função sexual feminina.

Instrumento V: A Escala de Impacto dos Acontecimentos - Revisto "Stress específico do cancro" **Instrumento VI:** A Avaliação Funcional da Terapia do Cancro - Geral (TCHI FACT-G) **para** medir a QV.

Ferramenta do estudo

Os instrumentos de estudo, que incluíam ferramentas preenchidas pelo investigador após uma extensa revisão da literatura relevante recente sobre cancro ginecológico e da mama. Consistiam em:

Instrumento I: Um questionário de entrevista estruturado "apêndice A": Foi traduzido para árabe pelo investigador. Inclui (22) itens que permitem obter dados relacionados com a identificação das mulheres e com as suas caraterísticas sociopessoais.

1-a- Dados sócio-pessoais: Como idade, nível de escolaridade, escolaridade do marido, emprego, residência, rendimento familiar.

1-b-Histórico menstrual: Como idade da menarca, estado menstrual: "pré-menopausa, pós-menopausa, peri-menopausa", idade do casamento, período de casamento, idade do primeiro parto e idade do último parto.

1-c- Factores de stress social: ter filhos com menos de 15 anos, ter problemas financeiros graves ou dívidas, ter depressão grave ou qualquer doença emocional grave, ter um historial de acontecimentos de vida stressantes crónicos e ter problemas relacionados com a ingestão crónica de drogas.

1-d- caraterísticas clínicas: incluem informações sobre o local da doença (mama vs. ginecológico), o estádio no momento do diagnóstico e o tipo de tratamento, que pode incluir cirurgia, radiação, quimioterapia e/ou terapia hormonal.

1-e- Dados sobre o planeamento familiar: Para avaliar o desejo de ter (mais) filhos, foi criada uma única variável dicotómica. As respostas a esta variável dicotómica foram codificadas com base nas respostas das mulheres a uma entrevista estruturada. As respostas foram codificadas como 1 se as mulheres indicassem que desejavam mais filhos no momento do diagnóstico, que desejavam mais filhos atualmente e/ou que estavam menos do que completamente satisfeitas com o tamanho atual da sua família por ser demasiado pequena. Todas as outras respostas foram codificadas como zero. Planeamento familiar antes do diagnóstico (sim/não/não tenho a certeza), dificuldades de fertilidade antes do diagnóstico (sim/não/não tenho a certeza) e nível de satisfação com o tamanho atual da família (escala de Likert de cinco pontos, variando entre 1=nada, 2=satisfeito, 3=um pouco satisfeito e 4=extremamente).

Instrumento II: envolveu o **registo dos efeitos secundários do tratamento oncológico "apêndice B":** incluiu uma tabela de frequência dos efeitos secundários do tratamento oncológico como: náuseas, fadiga, dor e outros efeitos secundários após cada ciclo de quimioterapia e radioterapia e após a conclusão de todos os ciclos.

Instrumento III: A Escala de Preocupações Reprodutivas (RCS; Wenzel et al., 2005). "Apêndice C" A escala de preocupações reprodutivas **(RCS)** foi desenvolvida para mulheres com cancro. Foi traduzida para árabe pelo investigador, a fim de ser mais eficaz na análise das preocupações das sobreviventes cuja capacidade reprodutiva pode ter sido prejudicada ou removida devido à doença e/ou ao tratamento. e é composta por 14 itens que avaliam em que medida as mulheres consideram cada uma das seguintes preocupações reprodutivas como um problema: perda de controlo sobre o futuro reprodutivo, descontentamento com o número de filhos, incapacidade de falar abertamente sobre fertilidade, a doença afectou a capacidade de ter filhos, tristeza pela incapacidade de ter filhos, frustração por a capacidade de ter filhos ter sido afetada. Seis subescalas medem diferentes dimensões das preocupações reprodutivas:

A escala mede seis dimensões: potencial de fertilidade (itens 1, 8 e 17); revelação ao parceiro (itens 3, 7 e 16); saúde da criança (itens 2, 9 e 18); saúde pessoal (itens 4, 11 e 13); aceitação (itens 5, 10 e 15); e engravidar (itens 6, 12 e 14). Os itens são classificados numa escala de Likert de cinco pontos que varia entre 0=nada e 4=muito. Os itens são somados para obter uma pontuação total (com dois itens com palavras positivas "5, 10, 15" com pontuação inversa). As pontuações variam entre 0 e 56, sendo que uma pontuação mais elevada indica maiores preocupações reprodutivas e uma QV relativamente fraca, pouca satisfação com a vida e depressão. .

Sistema de pontuação da escala de preocupações reprodutivas:
Calcular a soma da pontuação total de cada doente, calcular a percentagem da pontuação total de cada doente (pontuação total do doente/pontuação total máxima da escala) x100 e dividir a percentagem da pontuação total em

0- Sem preocupação com a fertilidade,

1-muito preocupado < média - DP <33%

2-Muito preocupado de (média - sd) a (média + sd) 33,3-66,7%

3-Muito preocupado > média+sd >66,7%

As mulheres que queriam ter um bebé tinham pontuações médias mais elevadas do que as que não queriam.

Instrumento IV: Índice da Função Sexual Feminina (FSFI; Rosen et al., 2000) "apêndice D". O índice da função sexual feminina é uma medida de auto-relato com 19 itens. Foi traduzido para árabe pelo investigador para avaliar o funcionamento sexual durante as últimas quatro semanas. A análise de componentes principais produz seis subescalas: desejo, excitação, lubrificação, orgasmo, satisfação e dor. Os itens são classificados utilizando uma escala de Likert de seis pontos (por exemplo, nas últimas 4 semanas, com que frequência sentiu desejo ou interesse sexual? 5=quase sempre ou sempre, 4=na maioria das vezes [mais de metade das vezes].

Sistema de pontuação do índice da função sexual feminina: As pontuações das subescalas são calculadas somando as respostas de Likert e multiplicando a soma por um fator de domínio (conforme especificado nas instruções de pontuação **(Rosen et al., 2000).** A pontuação total foi calculada através da soma das pontuações dos seis domínios.

1. A pontuação mais baixa foi calculada como 2 e a pontuação mais alta como 36 .

2. A pontuação total do FSFI inferior a 26,55 foi aceite como disfunção sexual feminina (DSF). Faz a distinção entre pacientes saudáveis e pacientes com DSF **(Wiegel et al., 2005).**

Figura 10: Subgrupos da FSFI

Domínio	questão	pontuação	fator	Mínimo	Máximo
desejo	1.2	1-5	0.6	1.2	6
Excitação	3.4.5.6	0-5	0.3	0	6
lubrificação	7.8.9.10	0-5	0.3	0	6
orgasmo	11.12.13.	0-5	0.4	0	6
satisfação	14.15.16	0(ou1)-5	0.4	0.8	6
dor	17.18.19	0-5	0.4	0	6

Wiegel M, Meston C, Rosen R., (20 05): O índice de função sexual feminina e as pontuações de corte clínicas. J Sexo Marital (FSFI): -validação e cruzamento desenvolvimento Therapy; 31: 1-20.

Instrumento V: A Impact of Events Scale - Revised (IES-R; Marmar et al, 1996) "Cancer-specific stress" "apêndice E". é um questionário de auto-relato de 22 itens traduzido para árabe pelo investigador para avaliar as reacções de stress traumático ao diagnóstico e tratamento do cancro.Os estudos de análise fatorial indicam que a medida avalia três factores (correspondentes aos grupos da perturbação de stress pós-traumático [PTSD]): pensamentos intrusivos (i.e.; "Tive sonhos sobre ser um doente com cancro"), pensamentos/comportamentos evitantes (i.e., "Tentei não falar sobre o assunto [cancro]") e hiperexcitação (por exemplo, "Fiquei nervosa e assustei-me facilmente"). As mulheres classificaram a frequência destes sentimentos ou acontecimentos durante a semana anterior, utilizando uma escala de Likert de cinco pontos que variava entre 0=nada e 4=extremamente. Os itens foram somados para obter uma pontuação total que varia entre 0 e 88, sendo que pontuações mais elevadas reflectem um maior stress relacionado com o cancro. Os autores recomendam uma pontuação de corte de 33 para identificar os doentes com sintomas clínicos de stress pós-traumático **(Shapinsky et al, 2005).**

Sistema de pontuação da escala de impacto dos acontecimentos:

Neste teste, as pontuações superiores a 24 podem ser bastante significativas. As pontuações elevadas têm as seguintes associações:

1-   24 ou mais ligeira**: PTSD":** A PTSD é uma preocupação clínica. As pessoas com pontuações elevadas que não têm PTSD total terão **PTSD parcial** ou pelo menos alguns dos sintomas **(Asukai et al, 2002).**

2-   33 e acima de "PTSD" moderada: Este valor representa o melhor ponto de corte para um **diagnóstico provável de PTSD (Creamer et al, 2002).**

3-   37 ou mais "PTSD grave": Este valor é suficientemente elevado para suprimir o funcionamento do sistema imunitário das mulheres (mesmo 10 anos após um evento de impacto **(Kawamura et al, 2001).**

Instrumento VI: A versão em chinês tradicional do Functional Assessment of Cancer Therapy-General (TCHI FACT-G, (Cella, 1997) Versão 4 "Qualidade de vida", "apêndice F" traduzida para árabe pelo investigador para ser utilizada na medição do impacto do cancro ginecológico e da mama e do tratamento relacionado na QV dos doentes. A versão original do FACT-G é um questionário central genérico do sistema de medição Functional Assessment of Chronic Illness Therapy (FACIT). É considerado adequado para utilização em doentes com qualquer tipo de cancro **(Cella, 1997).**

O TCHI FACT-G Versão 4 inclui 27 itens e abrange quatro domínios primários de QV: bem-estar físico (PWB; 7 itens), bem-estar emocional (EWB; 6 itens), bem-estar social (SWB; 7 itens) e bem-estar funcional (FWB; 7 itens). Um exemplo de itens no domínio PWB é "Tenho falta de energia", no domínio EWB "Sinto-me triste", no domínio SWB "Sinto-me próximo dos meus amigos", no domínio FWB "Sou capaz de trabalhar (incluindo o trabalho em casa)", e nas preocupações adicionais "Tenho tido falta de ar". Foi utilizada uma escala de Likert de cinco pontos (0 = nada, 1 = um pouco, 2 = um pouco, 3 = bastante, 4 =

muito), que forneceu quatro pontuações de subescalas e uma pontuação total que varia entre 0 e 108, em que uma pontuação mais elevada significa uma QV elevada e um efeito reduzido do tratamento do cancro ginecológico e do cancro da mama na QV **(Lau et al., 2002).**

***Sistema de pontuação da avaliação funcional da terapia do cancro - geral 1-** 0-33% → afeção grave "má QV"

2-   . 33,3-66,7% → Afeto moderado "QOL média"

3-   >66,7% → Afeção ligeira "boa QV"

<u>Programa de Educação para a Melhoria da Qualidade de Vida</u>

A análise de conteúdo da QV identificou três categorias de atributos em doentes com cancro: bem-estar físico, psicológico e interpessoal **(Padilla et al., 1990).** De um modo geral, a QV é uma questão de visão da mulher sobre a vida e da sua satisfação e felicidade com ela **(Ersek et al, 1997).** As mulheres do grupo de intervenção de enfermagem receberam cuidados especializados adaptados. O principal objetivo da intervenção era ajudar as mulheres a desenvolver e manter competências de autogestão e facilitar a sua participação ativa nas decisões que afectam o seu tratamento subsequente. As intervenções de enfermagem incluíram a avaliação dos sintomas, a monitorização da gestão e o apoio emocional, e a educação das mulheres, a coordenação dos recursos, o encaminhamento e os cuidados diretos de enfermagem através de um programa educativo individualizado de gestão dos sintomas.

2- <u>Projectos operacionais</u>

A conceção operacional incluiu a fase preparatória e o estudo-piloto.

A) A fase preparatória:

Incluiu a revisão da literatura relacionada e o conhecimento teórico de vários aspectos do estudo utilizando livros, artigos, Internet, periódicos e revistas. Também foi necessário obter autorização oficial, preparar o instrumento e a brochura.

Validade do conteúdo:

Todas as escalas do estudo foram traduzidas pelo investigador, pelo que foi necessário um teste de validade e fiabilidade. Além disso, a avaliação funcional da terapia do cancro - geral para avaliar a QV não tem um sistema de pontuação. O investigador distribuiu o questionário a um painel de cinco especialistas em enfermagem de obstetrícia e ginecologia, pessoal de enfermagem de oncologia e especialistas em medicina em Beni Suef e na Universidade de Assiut para verificar a validade do instrumento utilizado.

B)   Estudo-piloto

Foi efectuado um estudo-piloto com 10% das mulheres, o que equivale a (10 mulheres). O objetivo deste estudo-piloto era testar a clareza, a abrangência e a aplicabilidade dos instrumentos e estimar o tempo necessário para preencher o questionário. Com base nos resultados do estudo-piloto, não foram efectuadas grandes alterações aos instrumentos; os casos do estudo-piloto não foram excluídos.

3- Conceção administrativa.

Foi obtida uma autorização por escrito, esclarecendo o objetivo do estudo, do reitor da faculdade de enfermagem de Beni-suef e da Universidade de Assiut para o Ministério da Saúde e, em seguida, para os diretores médico e de enfermagem do instituto de oncologia de El-Minya- governo e para as mulheres incluídas no estudo.

Considerações éticas

A consideração ética da investigação neste estudo inclui o seguinte:

S A proposta de investigação foi aprovada pelo comité de ética da faculdade de enfermagem.

S Não houve qualquer risco para o sujeito do estudo durante a aplicação da investigação.

S O estudo seguiu os princípios éticos comuns na investigação clínica.

S Obteve-se o consentimento oral dos pacientes ou orientadores que se dispuseram a participar no estudo, depois de explicada a natureza e o objetivo do estudo.

S Foi assegurada a confidencialidade e o anonimato.

J Os participantes no estudo tinham o direito de se recusar a participar e/ou de se retirar do estudo sem qualquer justificação, em qualquer altura.

J A privacidade do sujeito do estudo foi tida em conta durante a recolha de dados.

Procedimentos

Uma vez concedida a autorização para prosseguir com o estudo proposto, foi obtido o consentimento oral de cada mulher. O investigador iniciou a recolha de dados. Analisando a marcação das consultas no local selecionado para o estudo. O investigador entrevistou as mulheres cara a cara no dia da visita no Instituto de Oncologia da cidade de El-Minya no ambulatório, sala de espera 2 dias por semana, das 9h às 14h, durante o período de janeiro de 2016 a junho de 2017. A recolha de dados foi feita no grupo de controlo que recebeu cuidados de rotina e no grupo de estudo que recebeu avaliação e intervenção de enfermagem.

Calendário e programação

O número de sessões com o investigador foi determinado pela duração do tratamento de quimioterapia para cada mulher. A sessão inicial com o investigador foi agendada na avaliação inicial. As sessões sucessivas foram planeadas durante a sessão anterior, na maioria das vezes tentando manter o dia e a hora semelhantes. O fluxo da intervenção foi de 5 sessões (podendo ser menos) para as mulheres que receberam um número reduzido de doses, com a média de uma sessão a cada três semanas durante as quatro fases do programa de intervenção de enfermagem (pré e pós). A figura (11) ilustra o fluxo de intervenção para os ciclos prescritos de quimioterapia.

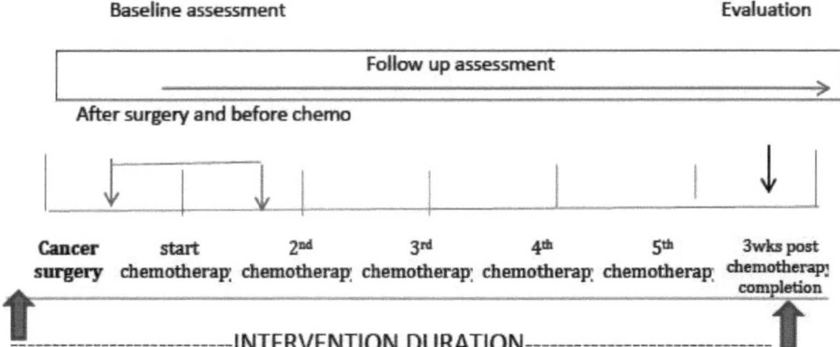

Figura 11: Calendário da avaliação de base e de acompanhamento e da intervenção de educação para a saúde.

Conteúdo da brochura de orientação:

1.	Introdução sobre o cancro ginecológico: definição e modalidades de tratamento do cancro ginecológico e da mama.

2.	Visão geral das modalidades de tratamento e dos efeitos secundários mais comuns e das medidas de enfermagem necessárias para os gerir: como anemia, leucopenia, baixa contagem de plaquetas, náuseas, vómitos, diarreia, anorexia, fadiga, ansiedade, incontinência urinária, depressão, alopecia, perturbação da imagem corporal, disfunção sexual, infertilidade e menopausa.

3.	Qualidade de vida e efeito do cancro ginecológico e da mama na QV.

4.	Medidas de rastreio para a prevenção e deteção precoce de metástases noutros órgãos, como informações sobre o Papanicolau, a mamografia e o auto-exame da mama. Cada um destes conteúdos foi apoiado por figuras adequadas de conhecimento simples em língua árabe em cerca de 30 páginas.

No caso das mulheres do grupo de estudo, se as sessões não pudessem ser realizadas por motivos de desilusão, o investigador combinava com as mulheres, por telefone, a data em que visitaria o instituto ao longo do período de intervenção; sempre que possível, as visitas de intervenção presenciais eram mantidas, a fim de reduzir o número de sessões perdidas.

O investigador garantiu a participação voluntária e a confidencialidade de cada sujeito que concordou em participar. O investigador contactou as participantes que preenchiam os critérios de inclusão. O questionário de entrevista foi aplicado a cada mulher sozinha na sala de espera e, nalguns casos, na clínica de acompanhamento, durante 30 minutos.

Os dados foram recolhidos através de entrevistas, avaliação, implementação e fases de acompanhamento e avaliação.

A. **Fase de entrevista;** a investigadora apresentou-se e explicou brevemente o estudo às mulheres que preenchiam os critérios de inclusão no estudo. Ao entrevistar as mulheres, a investigadora estruturou o questionário de entrevista fazendo perguntas e registando as respostas. A entrevista foi efectuada durante a primeira visita e cada entrevista teve a duração de 10 minutos.

B. **Avaliação.**

A avaliação inicial (pré-intervenção) foi realizada antes do primeiro ou segundo ciclos de quimioterapia. Em cada sessão, o investigador registou os efeitos secundários da quimioterapia após a dose anterior (folha de acompanhamento).

As medidas padronizadas utilizadas para medir as variáveis consideradas centrais para prever a QV são as preocupações reprodutivas, a função sexual, o stress específico do cancro e a avaliação funcional da terapia do cancro na QV dos doentes **(Ruth et al, 2009).**

Após a obtenção dos dados da entrevista, procedeu-se a uma avaliação aprofundada dos sintomas relacionados com o cancro ginecológico e da mama e com os sintomas induzidos pelo tratamento, utilizando o índice de função sexual feminina para avaliar o funcionamento sexual durante as últimas quatro semanas, avaliando também as preocupações reprodutivas através da escala de preocupações reprodutivas e utilizando a escala de impacto dos acontecimentos para avaliar as reacções de stress traumático ao diagnóstico e ao tratamento do cancro. Nas visitas subsequentes, a avaliação prosseguiu para determinar a presença de quaisquer efeitos secundários, utilizando o registo dos efeitos secundários do tratamento oncológico. Se fossem detectadas complicações, era efectuada a referenciação para os médicos.

C. **Implementação** (programa educacional de melhoria da QV). O investigador introduziu um programa educativo de melhoria da qualidade de vida para as mulheres em estudo, depois de obter os dados da avaliação inicial. O principal componente do programa educativo foi, portanto, a prestação de informações relacionadas com o conhecimento do cancro, os impactos do tratamento do cancro e os cuidados pessoais. As mulheres puderam familiarizar-se com o evento da doença e os sintomas relacionados, bem como receber apoio informativo e conselhos para resolver um problema. Para além disso, foram esclarecidas as crenças e os valores em matéria de sexualidade, parto e transição menopáusica, educação sobre o aspeto psicológico, conselhos dietéticos e exercício físico. A terapia comportamental consistiu na gestão do stress, em exercícios de relaxamento e de respiração profunda, em competências de confronto e em exercícios de Kegel. O apoio psicológico foi prestado exclusivamente sob a forma de aconselhamento que se centrou no apoio emocional. O programa foi efectuado sob a forma de sessões educativas individualizadas, tendo sido utilizado um folheto para facilitar o processo de educação; cada sessão demorava cerca de 20 minutos. Qualquer esclarecimento necessário para as mulheres era dado pelo investigador. No início da primeira sessão, foi efectuada uma orientação sobre a intervenção de enfermagem e cada sessão começou com um resumo da anterior. Para garantir a exposição de todas as mulheres à mesma experiência de aprendizagem, todas elas receberam os conteúdos da intervenção de enfermagem utilizando métodos de ensino simples como a discussão, a demonstração e a redemonstração. Foram utilizados materiais didácticos adequados, especialmente preparados para a intervenção de enfermagem, como material impresso e cartazes.

D. **Fase de acompanhamento e avaliação**. As mulheres foram contactadas no dia da visita ao instituto de oncologia para serem seguidas após três semanas da visita inicial e, em média, cinco vezes com um intervalo de três semanas, utilizando para o efeito uma folha de acompanhamento (registo dos efeitos secundários do tratamento oncológico). Além disso, as mulheres foram instruídas para regressarem ao Instituto de Oncologia sempre que tivessem problemas e foi criado um sistema de encaminhamento. A avaliação foi efectuada após o programa através da administração de questionários de avaliação para medir a eficácia do programa educativo na função sexual, na redução do stress e na melhoria da qualidade de vida.

4- Conceção estatística

Toda a análise estatística foi efectuada com recurso ao pacote SPSS versão 20. Os dados recolhidos foram codificados e analisados. Foi calculada a estatística descritiva das variáveis.

Estatística Inferencial:

Os dados foram testados quanto à normalidade utilizando o teste de Anderson-Darling e quanto à homogeneidade das variâncias antes da análise estatística posterior. As variáveis categóricas foram descritas por número e percentagem (N, %), enquanto as variáveis contínuas foram descritas por média e desvio padrão (Média, DP). O teste do qui-quadrado foi utilizado para comparar variáveis categóricas, enquanto a comparação entre variáveis contínuas foi efectuada através de um teste t emparelhado e não emparelhado. O coeficiente de correlação de Pearson foi utilizado para avaliar a associação entre escalas contínuas. Um $p < 0,05$ bicaudal foi considerado estatisticamente significativo. Todas as análises foram efectuadas com o software IBM SPSS20.

CAPÍTULO V

Resultados

O objetivo deste estudo foi avaliar a eficácia de um programa educativo na melhoria da qualidade de vida de mulheres em tratamento de cancro ginecológico e da mama. Participaram no estudo 100 mulheres com diagnóstico de cancro ginecológico e da mama.

Os resultados deste estudo quase experimental são apresentados nas partes seguintes:

Part I: Caraterísticas das mulheres estudadas.

Part II: Impacto do programa de educação para a saúde na qualidade de vida.

Part III: A relação entre as caraterísticas das mulheres estudadas e a sua função sexual, o stress específico do cancro e a qualidade de vida. Parte I: Caraterísticas das mulheres estudadas.

Tabela 1: Distribuição das mulheres estudadas de acordo com suas caraterísticas sociopessoais.

Variável	Estudo (n=50)		Controlo	(n=50)	Valor P.
	Não.	**%**	**Não.**	**%**	
Grupos etários					
20-29 anos	4	8.0	6	12.0	
30-39 anos	18	36.0	9	18.0	0.093
40-49 anos	25	50.0	26	52.0	
50- 55 anos	3	6.0	9	18.0	
Idade (média ± DP) anos	39.5±7.19		41±8.32		0.337
Nível de escolaridade					
Analfabeto	25	50.0	25	50.0	
Ler e escrever	8	16.0	9	18.0	0.490
Ensino secundário	11	22.0	14	28.0	
Ensino superior	6	12.0	2	4.0	
Ocupação					
Trabalho	5	10.0	4	8.0	0.727
Dona de casa	45	90.0	46	92.0	
Residência					
Urbano	19	38.0	15	30.0	0.398
Rural	31	62.0	35	70.0	
Rendimento (do seu ponto de vista).					
Suficiente	27	54.0	21	42.0	0.230
Não é suficiente	23	46.0	29	58.0	
Idade do primeiro parto / anos	21.15±3.39		19.77±5.35		0.061
Idade do último parto em anos	30.23±5.08		29.19±6.75		0.395

Estado menstrual					
Pré-menopausa	24	48	22	44	
Pós-menopausa	6	12	10	20	0.551
Peri-menopausa	20	40	18	36	
Número de filhos vivos (média ± DP) de filhos	3.48±1.34		4.04±1.76		0.081

\- *Teste do qui-quadrado para dados qualitativos entre os dois grupos*

Não foi encontrada diferença estatisticamente significativa entre os dois grupos, o que denota homogeneidade dos grupos, como ilustra a tabela (1). A faixa etária das mulheres estudadas era de 20 a 55 anos. A idade média das mulheres no grupo de estudo era de 39,5±7,19 anos, em comparação com 41±8,32 anos no grupo de controlo, e metade das mulheres estudadas em ambos os grupos estava na faixa etária dos 40-49 anos. Metade das mulheres estudadas em ambos os grupos eram analfabetas e a maioria delas (90%-92%, respetivamente) em ambos os grupos eram donas de casa. Cerca de dois terços (62%) das mulheres do grupo de estudo contra 72% do grupo de controlo viviam em zonas rurais. Mais de metade das mulheres do grupo de estudo (52,0%) referiu ter rendimentos suficientes e (58,0%) do grupo de controlo referiu ter rendimentos insuficientes.

A idade média ao primeiro parto e a idade ao último parto, no grupo de estudo e no grupo de controlo, foi aproximadamente semelhante (21,15±3,39, 19,77±5,35 anos) e (30,23±5,08, 29,19±6,75 anos, respetivamente). O número de crianças vivas no grupo de estudo e no grupo de controlo foi de (3,48±1,34, 4,04±1,76 crianças, respetivamente). Quase metade das mulheres do grupo de estudo e do grupo de controlo (48%, 44%, respetivamente) estavam na pré-menopausa (p=0,551).

Tabela 2: Distribuição das mulheres estudadas de acordo com os factores de stress social.

	Estudo	(n=50)	Controlo(n=50)		Valor P.
	Não.	**%**	**Não.**	**%**	
Crianças com menos de 15 anos					
Sim	38	76.0	37	74.0	0.817
Não	12	24.0	13	26.0	
Questões financeiras ou dívidas					
Sim	6	12.0	13	26.0	0.074
Não	44	88.0	37	74.0	
Doença emocional					
Sim	7	14.0	5	10.0	0.538

Não	43	86.0	45	90.0	
Doenças crónicas					
Sim	9	18.0	14	28.0	0.235
Não	41	82.0	36	72.0	
Problema relacionado com a ingestão crónica de drogas					
Sim	13	26.0	12	24.0	0.817
Não	37	74.0	38	76.0	

\- *Teste do qui-quadrado para dados qualitativos entre os dois grupos*

No que se refere aos factores de stress social, a tabela (2) revela que não existe uma diferença estatisticamente significativa, uma vez que (76,0%) dos casos do grupo de estudo e (74,0%) do grupo de controlo tinham filhos com menos de 15 anos. A maioria dos casos do grupo de estudo (88,0%) vs. (74,0%) do grupo de controlo não tinha problemas financeiros, oitenta e seis por cento vs. (90,0%) do grupo de controlo não tinha doenças emocionais, a maioria dos casos do grupo de estudo (82,0%) vs. (72,0%) do grupo de controlo não tinha doenças crónicas e cerca de três quartos deles (74,0%, 76,0%, respetivamente) não tinham problemas relacionados com o consumo crónico de drogas.

Tabela 3: Distribuição das mulheres estudadas de acordo com as suas caraterísticas clínicas

	Estudo(n=50)		Controlo(n=50)		Valor P.
	Não.	**%**	**Não.**	**%**	
Estadio no diagnóstico					
Fase I	7	14.0	3	6.0	
Fase II	11	22.0	6	12.0	0.217
Fase II	3	6.0	4	8.0	
Fase IV	29	58.0	35	70.0	
Local do tumor					
Peito	32	64	32	64	1
Ginecológico	18	36	18	36	
Categorias de cancro ginecológico (n=18 para cada grupo)					
- Cancro do ovário	2	11.1	1	5.5	0.514
- Cancro do endométrio	7	38.3	10	55.5	0.127
- Utero-ovariano cancro	8	44.4	7	38.3	0.677
- Cancro da vulva	1	5.5	0	0	0.284
Tratamento recebido#					
Cirurgia	32	64	45	90	**0.002***
Quimioterapia	48	96	50	100	0.153
Radioterapia	17	34	14	28	0.517
Terapia hormonal	3	6	2	4	0.646

\- *Teste do qui-quadrado para dados qualitativos entre os dois grupos*

A Tabela (3), ilustra que não existe diferença estatisticamente significativa em relação ao estadio do cancro, uma vez que mais de metade do grupo de estudo (58,0%) vs. (70,0%) do grupo de controlo se encontrava no estadio IV da doença. Relativamente ao local do tumor, (64,0%) do grupo de estudo e do grupo de controlo tinham cancro da mama, e (36%) do grupo de estudo e do grupo de controlo tinham cancro ginecológico, com o intuito de obter homogeneidade entre os dois grupos, sendo que (44,4%) do grupo de estudo tinham cancro do útero-ovário vs. (55,5%) do grupo de controlo tinham cancro do endométrio. Houve uma diferença estatisticamente significativa em relação ao tratamento recebido, uma vez que 64% do grupo de estudo vs. (90%) do grupo de controlo receberam tratamento cirúrgico.

Tabela 4: Distribuição das mulheres estudadas de acordo com as suas caraterísticas de planeamento familiar.

	Estudo(n=50)		Controlo(n=50)		Valor P.
	Não.	**%**	**Não.**	**%**	
Utilização anterior ou atual de um método de planeamento familiar					
Sim	42	84.0	36	72.0	0.148
Não	8	16.0	14	28.0	
Dificuldade de fertilidade anterior					
Sim	7	14.0	7	14.0	1.000
Não	43	86.0	43	86.0	
Nível de satisfação com o atual	**tamanho da família**				
Nada satisfeito	4	8.0	3	6.0	
Um pouco satisfeito	13	26.0	7	14.0	0.382
Muito satisfeito	6	12.0	5	10.0	
Completamente satisfeito	27	54.0	35	70.0	

-   Teste do qui-quadrado para dados qualitativos entre os dois grupos

A Tabela (4) não ilustra qualquer diferença estatisticamente significativa em relação às caraterísticas do planeamento familiar, uma vez que a maioria do grupo de estudo (84,4%), enquanto que (72,0%) referiu a utilização anterior ou atual de métodos de planeamento familiar. Do mesmo modo, a maioria dos casos no grupo de estudo e no grupo de controlo (86%) não referiu dificuldades de fertilidade anteriores.

Relativamente ao nível de satisfação com a dimensão atual da família, mais de metade (54,0%) do grupo de estudo vs. (70,0%) do grupo de controlo estavam completamente satisfeitos com a dimensão atual da família.

Figura 12: Distribuição das mulheres estudadas de acordo com o seu desejo de ter mais filhos/percentagem

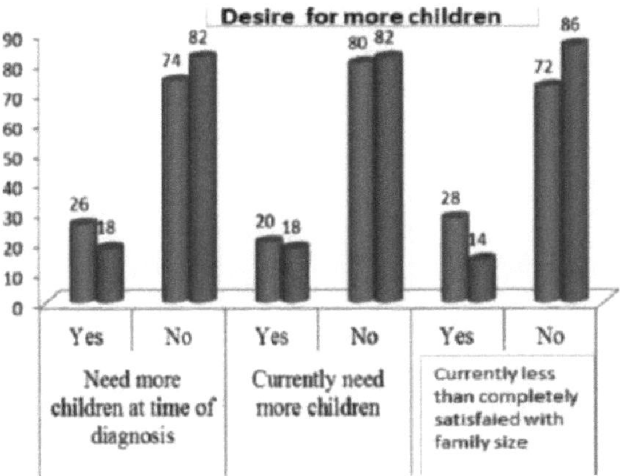

Relativamente ao desejo de ter mais filhos, a figura (12) revela que cerca de três quartos do grupo de estudo (no=37, 74,0%) vs. (no= 41, 82,0%) do grupo de controlo não necessitavam de mais filhos na altura do diagnóstico. A maioria dos casos no grupo de estudo e no grupo de controlo (no=40, 80,0%, no=41, 82,0% respetivamente) não necessitava atualmente de mais filhos. Mais de dois terços do grupo de estudo (no=36, 72,0%) vs. (no=43, 86,0%) do grupo de controlo estavam completamente satisfeitos com o tamanho atual da sua família, mesmo que fosse demasiado pequena.

Tabela 5: Distribuição das mulheres estudadas de acordo com as suas queixas de efeitos secundários do tratamento.

	Estudo (n=50)		Controlo (n=50)		Valor P
	Não.	%	Não.	%	
Efeitos secundários comuns após o início e durante todos os ciclos de tratamento#.					
Náuseas	44	88	39	78	0.183
Vómitos	4	8	9	18	0.137
Queimadura do estômago	41	82	40	80	0.799
Perda de apetite	42	84	41	82	0.790
Tonturas	41	82	34	68	0.106
Fadiga	41	82	38	76	0.461
Dor de cabeça	44	88	42	84	0.564
Dor	49	98	44	88	0.051
Queda de cabelo	41	82	37	74	0.334
Diarreia	40	80	33	66	0.115
Mau estado psicológico	2	4	11	22	**0.007***
Insónia	0	0	5	10	**0.022***
Dificuldade de concentração	0	0	3	6	0.079
Dispneia	1	2	2	4	0.558
Tosse	1	2	2	4	0.558
Cãibras nas pernas	0	0	5	10	**0.022***

Queixas após a conclusão dos ciclos de tratamento#				
Não reclamar	6	12	5	10	0.749
Náuseas	2	4	2	4	1
Vómitos	2	4	3	6	0.646
Queimadura do estômago	4	8	3	6	0.695
Perda de apetite	4	8	6	12	0.505
Tonturas	4	8	4	8	1
Fadiga	21	42	11	22	**0.032***
Dor de cabeça	5	10	6	12	0.749
Dor	21	42	28	56	0.161
Queda de cabelo	2	4	4	8	0.400
Diarreia	2	4	1	2	0.558
Mau estado psicológico	2	4	6	12	0.140
Insónia	0	0	2	4	0.153
Dispneia	1	2	5	10	0.092
Tosse	1	2	5	10	0.092
Deterioração do estado geral	0	0	5	10	**0.022***
Cãibras nas pernas	1	2	6	12	0.051
Perda de peso	1	2	0	0	0.315

Teste do qui-quadrado para dados qualitativos entre os dois grupos #Mais do que uma opção foi selecionada.

No que se refere aos efeitos secundários do tratamento do cancro, a tabela (5) não revela qualquer diferença estatisticamente significativa, exceto que, após o início e durante todos os ciclos de tratamento, (4%, 0% e 0%, respetivamente) do grupo de estudo vs. (22%, 10% e 10%, respetivamente) do grupo de controlo se queixaram de mau estado psicológico, sono difícil e cãibras nas pernas. Também (42% e 0%, respetivamente) do grupo de estudo vs. (22% e 10%, respetivamente) do grupo de controlo se queixaram de fadiga e deterioração do estado geral após a conclusão dos ciclos de tratamento. Tabela 6: **Distribuição das mulheres estudadas de acordo com as suas preocupações reprodutivas na primeira consulta.**

Escala de preocupações reprodutivas (Reproductive Concerns scale [RCS])	Casos (n=50)	Controlo (n=50)	Valor P
Total RCS Intervalo Média ± DP Mediana	(27.8-78.9) 48.9±13.7 44.4	(25.6-77.8) 46.7±13.3 43.3	0.420
Total RCS - Pouco preocupado com a fertilidade - Um pouco preocupado com a fertilidade - Muito preocupado com a fertilidade	0(0%) 35(70%) 15(30%)	1(2%) 36(72%) 13(26%)	0.824

Relativamente às preocupações reprodutivas, estas foram medidas apenas num único momento. A Tabela (6) ilustra que mais de dois terços (70%, 72%, respetivamente) do grupo de estudo e do grupo de controlo estavam algo preocupados com a fertilidade, e a média das preocupações reprodutivas era aproximadamente semelhante, sem diferença estatisticamente significativa.

Figura 13: Distribuição das mulheres estudadas de acordo com as subescalas de preocupações com a reprodução/média

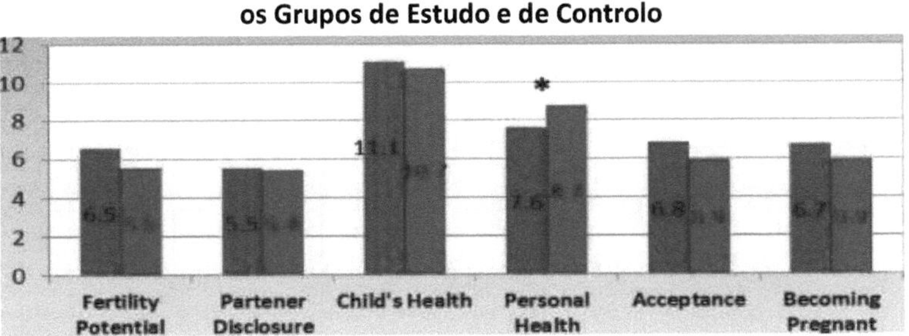

A Figura (13) não revela diferenças estatisticamente significativas em relação à média das subescalas de preocupações reprodutivas, exceto na média da saúde pessoal (que foi o preditor significativo que afectou as preocupações reprodutivas), uma vez que foi de 7,6±2,8 no grupo de estudo, enquanto no grupo de controlo foi de 8,7±2,7 (p<0,05*).

Tabela 7: Distribuição das mulheres estudadas com cancro da mama e ginecológico de acordo com as suas preocupações reprodutivas na primeira consulta.

Preocupações com a reprodução	Grupo do cancro da mama			Grupo de cancro ginecológico		
	Casos (n=32)	Controlo (n=32)	Valor P	Casos (n=18)	Controlo (n=18)	Valor P
- Pouco preocupado com a fertilidade	0(0%)	1(3.12%)		0(0%)	0(0%)	
- Um pouco preocupado com a fertilidade.	20(62.5%)	23(71.87%)	0.366	15(83.3%)	13(72.22%)	0.423
- Muito preocupado sobre a fertilidade	12(37.5%)	8(25%)		3(16.6%)	5(27.77%)	

Teste Mann Whitney para dados quantitativos não paramétricos entre os dois grupos

A Tabela (7) ilustra que mais de metade (62,5%) do grupo de estudo de mulheres com cancro da mama vs. (71,9%) do grupo de controlo estavam um pouco preocupadas com a fertilidade, sem diferença estatisticamente significativa. Também (71,87%) do grupo de estudo de mulheres com cancro ginecológico vs. (72,22%) do grupo de controlo estavam um pouco preocupadas com a fertilidade, sem diferença estatisticamente significativa.

Parte II: Impacto do Programa de Educação para a Saúde na Qualidade de Vida

Tabela 8: Distribuição das mulheres estudadas de acordo com a função sexual na primeira e na última consulta.

Índice da função sexual feminina [FSFI]	Pré" no	primeira visita"	P valor e	Lançar "na última visita"		Valor P
	Estudo (n=50)	controlo (n=50)		Estudo (n=50)	controlo (n=50)	
Pontuação total Gama Média ± DP Mediana	(0.6-30.6) 12.1±10.2 14.6	(0.6-28) 11.4±10.5 12.7	0.736	(0.6-31) 20.4±9.2 23.7	(0.6-28.9) 10.7±10.4 11.7	<0.001**
(S)^, ' 'Disfunção sexual feminina [DSF] Ausente Presente	3(6%) 47(94%)	3(6%) 47(94%)	1.000	13(26%) 37(74%)	2(4%) 48(96%)	0.003**

- *Teste de Wilcoxon Signed rank para dados quantitativos não paramétricos dentro de cada grupo*
- *($)Teste McNemar para dados qualitativos de medidas repetidas*

Em relação à função sexual, a tabela (8) demonstra que não houve diferença estatisticamente significativa entre os dois grupos na primeira consulta, pois a média do índice de função sexual na primeira consulta entre o grupo de estudo foi (12,1±10,2) vs. (11,4±10,5) no grupo de controlo. Além disso, a percentagem de mulheres com disfunção sexual foi de (94%) nos dois grupos e a percentagem de mulheres saudáveis (sem disfunção sexual) foi de (6%) nos dois grupos.

Na última visita, verificou-se uma diferença estatisticamente significativa em relação ao impacto do programa educativo na função sexual, uma vez que o índice médio da função sexual no grupo de estudo foi de (20,4±9,2) vs. (10,7±10) no grupo de controlo. Além disso, a percentagem de mulheres com disfunção sexual foi de (74%) no grupo de estudo vs. (96%) no grupo de controlo e a percentagem de mulheres saudáveis (sem disfunção sexual) foi de (26%) no grupo de estudo vs. (4%) no grupo de controlo, (p <0,001, 0,003 respetivamente).

Figura 14: Distribuição das mulheres estudadas de acordo com as subescalas da função sexual feminina na primeira e na última consulta/média.

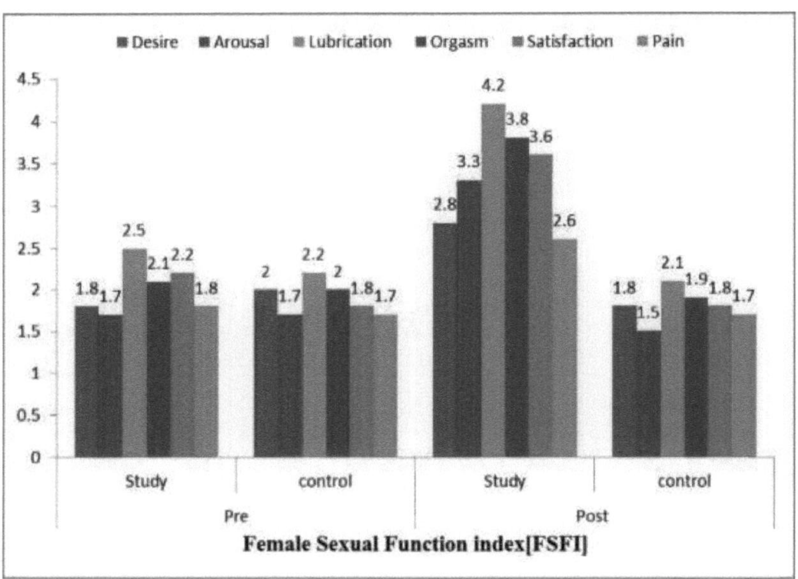

A Figura (14) ilustra que não houve diferença estatisticamente significativa entre os dois grupos em relação às subescalas do índice de função sexual feminina na primeira visita (p>0,05). Na última visita, o impacto do programa educacional apareceu na média do grupo de estudo em todas as subescalas do índice de função sexual feminina com uma diferença altamente significativa (p<0,001).

Tabela 9: Distribuição das mulheres estudadas com cancro da mama e ginecológico de acordo com a sua função sexual na primeira e na última consulta.

| | Grupo do cancro da mama | | | | | |
| | Pré "na primeira visita" | | | Lançar "na última visita" | | |
Índice da função sexual feminina [FSFI]	Estudo (n=32)	Controlo (n=32)	Valor P	Estudo (n=32)	Controlo (n=32)	Valor P
(s)**Disfunção** **sexual feminina** **[FSD]**			1			.043*
Não presente	2(6.25%)	2(6.25%)		9(28.12%)	2(6.25%)	
Presente	30(93.75%)	30(93.75%)		23(71.8%)	30(93.75%)	
	Ginecologia grupo de cancro					
	Estudo (n=18)	Controlo (n=18)	Valor P	Estudo (n=18)	Controlo (n=18)	Valor P
(s)**Disfunção** **sexual feminina** **[FSD]**	1 (5.55%) 17(94.44%)	1 (5.55%) 17(94.44%)	1	6 (33.33%) 12(66.66%)	0 (0%) 18(100%)	0.019*

| Não presente | | | | | | |
| Presente | | | | | | |

Teste de Wilcoxon Signed rank para dados quantitativos não paramétricos dentro de cada grupo
- ($)Teste McNemar para dados qualitativos de medidas repetidas

Durante a primeira visita, como demonstra a tabela (9), não houve diferença estatisticamente significativa entre os dois grupos de mulheres com cancro da mama, uma vez que a percentagem de mulheres com disfunção sexual no grupo de estudo e no grupo de controlo foi de (93,75%), e a percentagem de mulheres saudáveis (sem disfunção sexual) foi semelhante nos dois grupos (6,25%,) (p= 1).

Na última visita, houve uma diferença estatisticamente significativa em relação ao impacto do programa educacional na função sexual, pois houve uma mudança significativa no índice de função sexual.

A percentagem de mulheres com disfunção sexual no grupo de estudo e no grupo de controlo foi de (71,8%%, 93,75% respetivamente), e a percentagem de mulheres saudáveis (sem disfunção sexual) foi de (28,12%, 6,25% respetivamente) nos dois grupos (p= .043*).

Em relação às mulheres com cancro ginecológico, na primeira consulta não houve diferença estatisticamente significativa entre os dois grupos, uma vez que a percentagem de mulheres com disfunção sexual e de mulheres saudáveis no grupo de estudo e no grupo de controlo foi semelhante (94,44%, 5,55%, respetivamente).

Durante a última consulta, a percentagem de mulheres com disfunção sexual e de mulheres saudáveis no grupo de estudo e no grupo de controlo (66,66%, 100% respetivamente), e a percentagem de mulheres saudáveis (sem disfunção sexual no grupo de estudo foi de (33,33% vs. (0%) no grupo de controlo, com uma diferença estatisticamente significativa (p=0,019*).Tabela 10: **Distribuição das mulheres estudadas de acordo com o stress específico do cancro na primeira e na última consulta.**

Stress específico do cancro[CSS]	Pré" na primeira visita"			Lançar "na última visita"		
	Grupo de estudo (n=50)	Grupo de controlo (n=50)	Valor P	Grupo de estudo (n=50)	Grupo de controlo (n=50)	Valor P
Stress específico do cancro[CSS] Intervalo Média ± DP Mediana	(4-88) 52.1±19.5 53.5	(17-74) 52.8±15.5 55.5	**0.842**	(2-62) 26.4±13.9 26	(6-74) 46 ±17.6 48.5	**<0.001***
(s)**Stress específico do cancro[CSS]** Não	4(8%) 6(12%) 0(0%)	3(6%) 5(10%) 0(0%)	**0.868**	23(26%) 12(24%) 5(10%)	5(10%) 9(18%) 2(4%)	**<0.001***

| - Suave
- Moderado
- Grave | 40(80%) | 42(84%) | | 10(20%) | 34(68%) | |

Teste de Wilcoxon Signed rank para dados quantitativos não paramétricos dentro de cada grupo
- ($)Teste de McNamara para dados qualitativos de medidas repetidas

Em relação ao stress específico do cancro na primeira consulta, a tabela (10) revela que mais de três quartos (80%) do grupo de estudo tinha perturbação de stress traumático grave, enquanto (8,0%) das mulheres eram saudáveis sem stress. E a média das reacções de stress traumático foi de 52,1±19,5, enquanto no grupo de controlo a maioria dos casos (84%) tinha perturbação de stress traumático grave, enquanto as mulheres saudáveis sem stress eram (6,0%), e a média das reacções de stress traumático era de 52,8±15,5, sem diferença estatisticamente significativa (p>0,05).

Na última visita, verificou-se um efeito claro do programa educativo nas reacções de stress traumático ao diagnóstico e tratamento do cancro. Enquanto (20%) do grupo de estudo apresentava perturbação de stress traumático grave, (26,0%) das mulheres eram saudáveis e não tinham stress. E a média das reacções de stress traumático foi de 26,4±13,9. Em comparação com (68,0%) do grupo de controlo com perturbação de stress traumático grave, enquanto as mulheres saudáveis sem stress eram (10%), e a média das reacções de stress traumático era de 46 ±17,6, com uma diferença estatisticamente significativa (p= <0,001*).

Tabela 11: Distribuição das mulheres estudadas com cancro da mama e ginecológico de acordo com o stress específico do cancro na primeira e na última consulta.

	Grupo do cancro da mama					
	Pré" na primeira visita"			Lançar "na última visita"		
Stress específico do cancro[CSS]	Estudo (n=32)	Controlo (n=32)	Valor P	Estudo (n=32)	Controlo (n=32)	Valor P
(s)Stress específico do cancro Não Ligeiro Moderado Grave	2(6.3%) 3(9.4%) 0(0%) 27(84.4%)	3(9.4%) 2(6.3%) 0(0%) 27(84.4%)	.819	13(40.6%) 9(28.1%) 4(12.5%) 6(18.8%)	4(12.5%) 6(18.8%) 0(0%) 22(68.8%)	.000**
	Ginecologia grupo de cancro					
	Estudo (n=18)	Controlo (n=18)	Valor P	Estudo (n=18)	Controlo (n=18)	Valor P
(s)Stress específico do cancro Não	2(11.11%) 3(16.66%) 0(0%) 13(72.22%)	0(6.3%) 3(16.66%) 0(0%) 15(83.33%)	.343	10(55.55%) 3(16.66%) 1(5.55%) 4(22.22%)	1(5.55%) 3(16.66%) 2(11.11%) 12(66.66%)	.008**

| Ligeiro | | | | | | |
| Moderado Grave | | | | | | |

- Teste de Wilcoxon Signed rank para dados quantitativos não paramétricos dentro de cada grupo -
($)Teste de McNemar para dados qualitativos de medidas repetidas

Em relação ao stress específico do cancro na primeira consulta, a tabela (11) revela que a maioria (84,4%) dos casos dos grupos de estudo e de controlo de mulheres com cancro da mama apresentava perturbação de stress traumático grave e que (6,3%) das mulheres do grupo de estudo contra (9,4%) do grupo de controlo eram saudáveis sem stress, sem diferença estatisticamente significativa. Na última visita, verificou-se um efeito claro do programa educativo nas reacções de stress traumático ao diagnóstico e tratamento do cancro. Uma vez que (18,8%) do grupo de estudo vs. (68,8%) do grupo de controlo apresentavam perturbação de stress traumático grave, e (40,6%) das mulheres do grupo de estudo vs. (12,5%) do grupo de controlo eram saudáveis, sem stress (p= <0,001*). No que diz respeito às mulheres com cancro ginecológico, mais de dois terços (72,22%) do grupo de estudo vs. (83,33%) do grupo de controlo apresentavam perturbação de stress traumático grave, e (11,11%) das mulheres do grupo de estudo vs. (6,3%) do grupo de controlo eram saudáveis sem stress. Sem diferença estatisticamente significativa (p> 0,05).

Na última visita, também se verificou um efeito claro do programa educativo nas reacções de stress traumático ao diagnóstico e tratamento do cancro. Em comparação com 66,66% do grupo de controlo, 22,22% das mulheres do grupo de estudo apresentavam uma perturbação de stress traumático grave e 55,55% das mulheres do grupo de estudo, em comparação com 5,55% do grupo de controlo, eram saudáveis e não tinham stress. Com diferença estatisticamente significativa (p= <0,001*).

Tabela 12: Distribuição das mulheres estudadas de acordo com a qualidade de vida em relação ao cancro na primeira e na última consulta.

Qualidade de vida [QOL]	Pré "na primeira visita"			Lançar "na última visita"		
	Grupo de estudo (n=50)	Grupo de controlo (n=50)	Valor P	Grupo de estudo (n=50)	Grupo de controlo (n=50)	Valor P
Pontuação total		(18-88)		(41-103)	(15-86)	
Intervalo Média ± DP	(21-94)	51.3±18.7	0.944	80.2±16.1	48.1±19.8	0.001**
Mediana	51±18 47	50		84.5	47	
Qualidade de vida	10(20%)	11(22%)		0(0%)	13(26%)	
- Pobres	32(64%)	31(62%)	**0.969**	14(28%)	29(58%)	**.000***
- Moderado	8(16%)	8(16%)		36(72%)	8(16%)	

- bom						

Teste de Wilcoxon Signed rank para dados quantitativos não paramétricos dentro de cada grupo

Em relação à QV específica do cancro - geral na primeira consulta, a tabela (12) revela que cerca de dois terços (64%) do grupo de estudo vs. (62%) do grupo de controlo tinham QV moderada, e (16%) dos dois grupos tinham QV boa, sem diferença estatisticamente significativa (p>0,05).

Na última visita, verificou-se um efeito claro do programa educativo na QV específica do cancro. 72% do grupo de estudo, em comparação com 16% do grupo de controlo, apresentavam uma boa QV e 0% do grupo de estudo, em comparação com 26% do grupo de controlo, apresentavam uma QV má.

Figura 15: Distribuição das mulheres estudadas de acordo com as subescalas (domínios) da qualidade de vida no cancro na primeira e na última consulta/média.

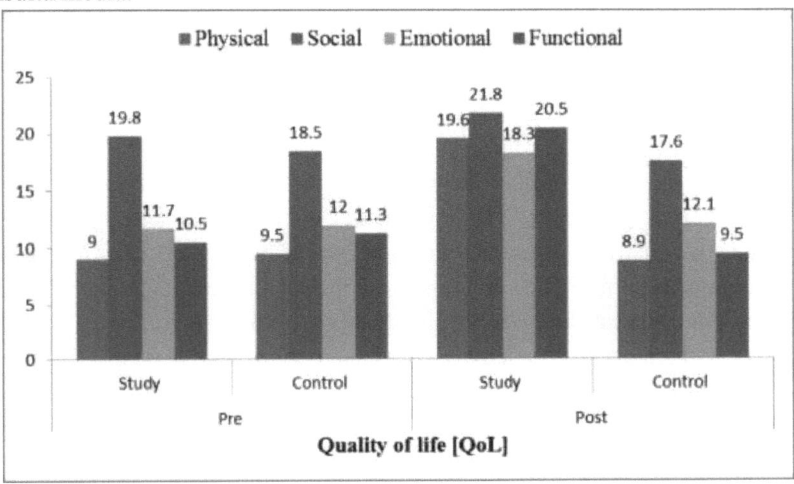

A Figura (15) demonstra que não houve diferença estatisticamente significativa em nenhuma das subescalas de avaliação funcional da terapia oncológica geral entre os dois grupos na primeira visita (p> 0,05). Na última visita, surgiu uma diferença estatisticamente significativa na melhoria das subescalas de bem-estar físico, social, emocional e, finalmente, funcional da terapia oncológica geral do grupo de estudo (p <0,001).

Tabela 13: Distribuição das mulheres estudadas com cancro da mama e ginecológico de acordo com a qualidade de vida específica do cancro na primeira e na última consulta.

	Grupo do cancro da mama					
	Pré "na primeira visita"			Lançar "na última visita"		
	Estudo (n=32)	Controlo (n=32)	Valor P	Estudo (n=32)	Controlo (n=32)	Valor P
Qualidade de vida - Pobres - Moderado - bom	6(18.75%) 20(62.5%) 6(18.75%)	6(18.75%) 22(68.75%) 4(12.5%)	.781	0(0%) 10(31.25%) 22(68.75%)	7(21.87%) 18(56.25%) 7(21.87%)	.000**
	Ginecologia			grupo de cancro		
	Estudo (n=18)	Controlo (n=18)	Valor P	Estudo (n=18)	Controlo (n=18)	Valor P
Qualidade de vida - Pobres - Moderado	4(22.22%) 12(66.66%) 2(11.11%)	5(27.77%) 9(50%) 4(22.22%)	.547	0(0%) 4(22.22%) 14(77.7%)	6(33.3%) 11(61.11%) 1(5.55%)	.000**

- bom							

Teste de Wilcoxon Signed rank para dados quantitativos não paramétricos dentro de cada grupo

Em relação à QdV específica do cancro das mulheres com cancro da mama na primeira consulta, a tabela (13) revela que quase dois terços (62,5%) do grupo de estudo vs. (68,75%) do grupo de controlo tinham uma QdV moderada, e (18,75%) dos dois grupos tinham uma QdV boa, sem diferença estatisticamente significativa (*p>0,05*).

Na última visita, verificou-se um efeito claro do programa educativo na QV específica do cancro. 68,75% do grupo de estudo, em comparação com 21,87% do grupo de controlo, apresentaram uma boa QV e 0% do grupo de estudo, em comparação com 21,87% do grupo de controlo, apresentaram uma QV fraca, com uma diferença estatisticamente significativa (p <0,001).

No que diz respeito às mulheres com cancro ginecológico na primeira consulta, dois terços (66,6%) do grupo de estudo contra 50% do grupo de controlo tiveram uma QV moderada e 11,11% do grupo de estudo contra 22,22% tiveram uma QV boa, sem diferença estatisticamente significativa.

Na última visita, também se verificou um efeito claro do programa educativo na QV específica do cancro. 77,7% do grupo de estudo, em comparação com 5,55% do grupo de controlo, apresentava uma boa QV e 0% do grupo de estudo, em comparação com 33,3% do grupo de controlo, apresentava uma QV fraca, com uma diferença estatisticamente significativa (p <0,001).

Parte III: A relação entre as caraterísticas das mulheres estudadas e as suas preocupações reprodutivas, a função sexual, o stress específico do cancro e a qualidade de vida

Tabela 14: A relação entre as preocupações reprodutivas das mulheres estudadas (dependente), os dados sócio-pessoais, o stress social e os dados clínicos

caraterísticas (independentes)

Escala de preocupações reprodutivas	Grupo de estudo (n=50)		Grupo de controlo (n=50)	
	r	Valor P	r	Valor P
Dados sócio-pessoais				
Idade	**-0.324**	**0.022***	**-0.428**	**0.002***
Residência (Rural)	0.197	0.170	0.014	0.925
Nível de escolaridade	**0.284**	**0.046***	0.256	0.073
Educação do marido	0.175	0.225	**0.354**	**0.012***
Ocupação	0.150	0.297	-0.099	0.494
Profissão do marido	0.242	0.090	0.010	0.944
Rendimento	0.069	0.632	0.098	0.497
Idade da menarca	0.141	0.329	-0.142	0.325

Idade do casamento	**0.282**	**0.047***	0.081	0.575
Período de casamento	**-0.392**	**0.005***	**-0.457**	**0.001***
Idade do primeiro parto	**0.467**	**0.001***	0.062	0.676
Idade do último parto	0.106	0.475	**-0.406**	**0.004***
Estado menstrual (menopausa)	0.154	0.285	**-0.422**	**0.002***
Factores de stress social				
Crianças com menos de 15 anos	0.205	0.154	0.172	0.231
Problemas financeiros ou dívidas	-0.079	0.586	-0.194	0.176
Doença emocional	0.006	0.967	-0.005	0.975
Doenças crónicas	-0.085	0.558	-0.213	0.137
Problemas relacionados com a ingestão crónica de medicamentos	-0.127	0.381	**-0.296**	**0.037***
Caraterísticas clínicas				
Estadio no diagnóstico	-0.239	0.298	**-0.611**	**0.016***
Local do tumor	-.201	.161	.076	.600
Tratamento cirúrgico	-0.003	0.984	-0.039	0.786
Quimioterapia	-0.142	0.327	--	---
Radioterapia	0.101	0.485	0.034	0.815
Terapia hormonal	0.260	0.068	0.251	0.078

Correlação não paramétrica Spearman's rho

A partir da tabela (14), o presente estudo mostra que não existe uma correlação significativa entre os dados sociodemográficos e as preocupações reprodutivas no que diz respeito aos grupos de estudo e de controlo das mulheres estudadas, exceto no grupo de estudo, em que a educação, a idade do casamento e a idade do primeiro parto foram um indicador significativo de um efeito positivo nas preocupações reprodutivas (r =0,284, 0,282, 0,467 respetivamente, p<0,05). Por outro lado, a idade e o período de casamento foram indicadores significativos de um efeito negativo nas preocupações reprodutivas (r = -0,324, -0,392, respetivamente, p<0,05).

Em relação ao grupo de controlo, a escolaridade do marido foi um indicador significativo de um efeito positivo nas preocupações reprodutivas (r =0,354, p<0,05). Enquanto a idade, o período de casamento, a idade do último parto, a menopausa, os problemas relacionados com a droga como factores de stress social e a fase de diagnóstico foram factores significativos de efeito negativo nas preocupações reprodutivas (r = 0,428, -0,457, -0,406, -0,422, -0,296, -0,611, respetivamente, p<0,05).

Tabela 15: Relação entre a função sexual feminina das mulheres estudadas (dependente), dados sócio-pessoais, stressores sociais e caraterísticas clínicas

(independentes)

Sexo feminino Índice de funções	Pré "na primeira visita"				Lançar" na última visita"			
	Grupo de estudo		Grupo de controlo		Grupo de estudo		Grupo de controlo	
	R	Valor P	r	Valor P	r	Valor P	r	Valor P
Dados sócio-pessoais								
Idade	-0.040	0.780	**-0.311**	**0.028***	0.063	0.665	-0.095	0.514
Residência (Rural)	-0.131	0.366	-0.063	0.666	-0.027	0.851	-0.091	0.531
Nível de escolaridade	0.003	0.983	0.171	0.236	-0.092	0.523	-0.016	0.913
Educação do marido	0.108	0.453	0.177	0.219	-0.079	0.583	0.027	0.852
Ocupação	-0.108	0.455	-0.153	0.287	0.037	0.799	-0.141	0.330
Profissão do marido	0.060	0.677	-0.058	0.688	-0.048	0.743	0.091	0.529
Rendimento	**0.383**	**0.006***	-0.038	0.795	**0.325**	**0.021***	0.093	0.520
Idade da menarca	0.000	1	0.167	0.245	0.208	0.147	-0.178	0.216
Idade do casamento	0.004	0.980	0.065	0.654	-0.012	0.936	-0.200	0.164
Período de casamento	-0.028	0.848	**-0.324**	**0.022***	0.054	0.710	-0.063	0.663
Idade do primeiro parto	-0.065	0.661	0.035	0.812	0.065	0.661	-0.076	0.610
Idade do último parto	-0.109	0.461	-0.267	0.066	0.066	0.657	-0.230	0.115
Estado menstrual (menopausa)	-0.151	0.294	-0.100	0.488	-0.042	0.771	-0.182	0.205
Factores de stress social								
Crianças com menos de 15 anos	-0.002	0.991	0.085	0.558	0.091	0.530	0.111	0.441
Problemas financeiros ou dívidas.	-0.013	0.929	-0.158	0.272	-0.188	0.191	-0.032	0.828
Doença emocional	0.043	0.769	-0.174	0.226	-0.030	0.836	-0.032	0.828
Doenças crónicas	-0.083	0.569	**-0.361**	**0.010***	-0.143	0.323	-0.214	0.135
Problemas relacionados com a ingestão crónica de medicamentos	-0.161	0.265	**-0.320**	**0.023***	-0.171	0.235	-0.106	0.464
Caraterísticas clínicas								
Estadio no diagnóstico	-0.228	0.320	-0.330	0.230	0.078	0.737	0.093	0.742
Local do tumor	-.006	.967	-.156	.279	-.236	.100	**-.284**	**.046**
Tratamento cirúrgico	0.025	0.863	-0.005	0.974	0.026	0.858	-0.046	0.750
Quimioterapia	-0.014	0.921	--	--	-0.060	0.678	--	--
Radioterapia	-0.195	0.175	0.129	0.371	-0.063	0.664	0.266	0.061

| Terapia hormonal | 0.122 | 0.400 | -0.033 | 0.821 | 0.193 | 0.180 | -0.030 | 0.837 |

- *Correlação não paramétrica Spearman's rho*

A tabela (15) mostra claramente que não existe uma correlação significativa entre os dados sociodemográficos e a função sexual feminina no que diz respeito aos grupos de estudo e de controlo das mulheres estudadas, exceto no grupo de estudo; o rendimento foi um indicador significativo de um efeito positivo na função sexual feminina na primeira e na última consulta (r =0,383,0,325, p<0,05). Relativamente ao grupo de controlo, a idade, o tempo de casamento, a presença de doenças crónicas, problemas relacionados com a ingestão de medicamentos (na primeira consulta) e o local do tumor (na última consulta) foram factores significativos de efeito negativo na função sexual feminina (r =-0,311,-0,34,-0,361, 0320, -,284 respetivamente, p<0,05).

Tabela 16: A relação entre o stress específico do cancro das mulheres estudadas (dependente), os dados sociopessoais, os factores de stress social e as caraterísticas clínicas (independentes).

Específico do cancro Stress	Pré "na primeira visita"				Lançar "na última visita"			
	Grupo de estudo		Grupo de controlo		Estudo grupo *g*		Controlo Grupo O	
	rL	P	r	Valor P	r	Valor P	r	Valor P
Dados sócio-pessoais								
Idade	**-0.294**	**0.039** *	-0.214	0.136	-0.048	0.739	-0.068	0.638
Residência (Rural)	0.119	0.412	0.135	0.351	0.036	0.806	0.163	0.257
Nível de escolaridade	-0.001	0.996	-0.099	0.494	0.119	0.408	-0.036	0.804
Educação do marido	-0.009	0.948	-0.168	0.243	0.067	0.642	0.001	0.996
Ocupação	-0.051	0.726	0.079	0.584	0.039	0.786	0.114	0.431
Profissão do marido	0.065	0.652	0.032	0.827	0.010	0.943	-0.098	0.497
Rendimento	0.113	0.436	-0.180	0.211	0.062	0.668	-0.229	0.110
Idade da menarca	0.005	0.972	-0.241	0.092	-0.106	0.462	-0.157	0.278
Idade do casamento	0.241	0.092	-0.074	0.611	0.213	0.137	0.087	0.546
Período de casamento	-0.260	0.068	-0.150	0.300	-0.094	0.517	-0.009	0.951
Idade do primeiro parto	0.175	0.235	-0.051	0.729	0.096	0.515	0.101	0.496
Idade do último parto	0.029	0.847	0.021	0.889	0.118	0.425	-0.064	0.664
Estado menstrual (menopausa)	-0.179	0.213	-0.225	0.116	0.126	0.383	0.094	0.514
Factores de stress social								
Crianças com menos de 15 anos	0.067	0.646	0.120	0.406	-0.026	0.858	-0.066	0.647
Questões financeiras ou dívidas.	-0.013	0.930	**0.438**	**0.001***	0.064	0.659	0.269	0.059
Doença emocional	0.038	0.794	0.129	0.370	0.088	0.544	0.051	0.726
Doenças crónicas	-0.007	0.960	-0.043	0.766	-0.016	0.911	-0.191	0.183

	r	Valor P	r	Valor P	r	Valor P	r	Valor P
Problemas relacionados com a ingestão crónica de medicamentos	-0.153	0.288	-0.097	0.501	0.054	0.711	-0.170	0.237
Caraterísticas clínicas								
Estadio no diagnóstico	0.391	0.079	0.200	0.474	-0.172	0.457	0.426	0.113
Local do tumor	-.069	.636	-.043	.768	-.040	.784	-.016	.913
Tratamento cirúrgico	-0.165	0.253	-0.180	0.210	-0.250	0.080	-0.095	0.513
Quimioterapia	-0.046	0.751	--	--	-0.276	0.052	---	--
Radioterapia	-0.111	0.442	-0.130	0.369	0.113	0.436	0.031	0.831
Terapia hormonal	0.032	0.825	-0.110	0.448	0.172	0.232	-0.057	0.696

Correlação não paramétrica Spearman's rho

No que se refere ao stress específico do cancro, a tabela (16) mostra que não existe uma correlação significativa entre os dados sociopessoais e o stress específico do cancro, no que diz respeito aos grupos de estudo e de controlo, na primeira e na última visita; exceto na primeira visita, é óbvio que a idade do grupo de estudo foi um indicador significativo do efeito negativo sobre o stress específico do cancro (r =- 0,294, p<0,05), enquanto no grupo de controlo as questões financeiras foram um indicador significativo do efeito positivo sobre o stress específico do cancro (r =0,438, p<0,01).

Tabela 17: Relação entre a qualidade de vida das mulheres estudadas (dependente), dados sócio-pessoais, stressores sociais e caraterísticas clínicas (independentes).

Qualidade de vida FACTO-G	Pré "na primeira visita"				Lançar "na última visita"			
	Grupo de estudo		Controlo	l grupo	Grupo de estudo		Grupo de controlo	
	r	Valor P	r	Valor P	r	Valor P	r	Valor P
Dados sócio-pessoais								
Idade	0.257	0.072	-0.002	0.990	0.161	0.263	0.080	0.579
Residência (Rural)	-0.060	0.679	-0.061	0.676	-0.007	0.961	-0.209	0.146
Nível de escolaridade	-0.208	0.147	0.247	0.083	-0.187	0.194	0.133	0.357
Educação do marido	-0.142	0.324	0.447	0.001*	-0.120	0.407	0.216	0.132
Ocupação	0.012	0.937	-0.153	0.287	-0.102	0.482	-0.163	0.257
Profissão do marido	-0.149	0.303	0.118	0.413	-0.232	0.105	0.072	0.618
Rendimento	0.023	0.873	**0.344**	**0.014***	0.020	0.889	0.274	0.054
Idade da menarca	-0.100	0.492	0.051	0.723	0.206	0.150	-0.156	0.278
Idade do casamento	-0.151	0.296	-0.109	0.451	-0.185	0.198	-0.116	0.421
Período de casamento	0.219	0.127	0.070	0.631	0.147	0.308	0.123	0.395
Idade do primeiro parto	-0.059	0.691	-0.168	0.253	-0.087	0.555	-0.003	0.986
Idade do último parto	0.160	0.276	-0.047	0.750	-0.019	0.897	0.050	0.738
Estado menstrual Menopausa	0.125	0.386	0.041	0.777	0.043	0.769	-0.160	0.268

Factores de stress social								
Crianças com menos de 15 anos	0.026	0.858	0.074	0.608	-0.109	0.452	-0.051	0.727
Stress financeiro ou dívidas	0.201	0.163	-0.248	0.082	-0.149	0.301	-0.153	0.288
Doença emocional	0.116	0.423	-0.153	0.290	-0.112	0.439	0.104	0.472
Doenças crónicas	-0.016	0.911	-0.147	0.309	-0.144	0.317	0.113	0.436
Problemas relacionados com a ingestão crónica de medicamentos	0.107	0.457	-0.127	0.381	-0.134	0.352	0.102	0.480
Caraterísticas clínicas								
Estadio no diagnóstico	-0.271	0.234	**-0.523**	**0.046***	0.056	0.809	-0.202	0.470
Local do tumor	-.109	.451	-.030	.835	.149	.302	-.251	.079
Tratamento cirúrgico	0.101	0.485	0.023	0.873	0.220	0.126	0.180	0.210
Quimioterapia	-0.025	0.864	----	----	**0.294**	**0.038***	----	----
Radioterapia	0.026	0.856	0.045	0.758	-0.006	0.968	0.134	0.352
Terapia hormonal	0.085	0.559	-0.060	0.678	-0.219	0.127	-0.025	0.864

Correlação não paramétrica Spearman's rho

A tabela (17) mostra que não existe uma correlação significativa entre os dados sociopessoais e a QV no que diz respeito aos grupos de estudo e de controlo das mulheres estudadas, exceto no grupo de controlo, em que o rendimento foi um preditor significativo de um efeito positivo na QV durante a primeira consulta (r =0,344, p<0,05). Relativamente às caraterísticas clínicas, no grupo de controlo, o estádio de diagnóstico foi um preditor significativo de efeito negativo na QV durante a primeira consulta (r =-0,523, p<0,05). Enquanto no grupo de estudo, receber quimioterapia foi um preditor significativo de efeito positivo na QV na última visita (r =0,294, p<0,05).

Quadro 18: Relação entre a qualidade de vida (resultado) do grupo de estudo e do grupo de controlo e as suas preocupações reprodutivas, função sexual e stress específico do cancro (factores de previsão) na primeira e na última consulta.

	"na Pré primeira visita								Publi na última car "visita"							
	Grupo de estudo				Grupo de controlo				Grupo de estudo			Controlo grupo			
	QOL			Val or P	QOL			Val or P	QOL		P valor				Val or P
	Pobres N=5	Moderado N=23	Bom N=4		Pobres N=7	Moderado N=23	Bom N=2		Moderado N=Il	Bom N=21		Pobres N=8	Moderado N=22	Bom N=2	
Problemas de reprodução Pouco	1(20%)	0(0%)	0(0%)		0(0%)	4(16.1%)	0(0%)								

Preocupado Um pouco em causa	4(80%)	18(78.26%)	4(100%)	.109	6(85.7%)	17(74.2%)	2(87.5%)	.704							
Muito preocupado	0(0%)	5(21.73%)	0(0%)		1(14.3%)	2(9.7%)	0(12.5%)								
Sexo feminino função															
-Sem função sexual feminina.	0(0%)	1(4.34%)	1(25%)	.237	0(0%)	1(0%)	1(37.5%)	**.028***	2(18.2%)	7(33.3%)	-	0(0%)	2(9.1%)	0(0%)	-
-Com a função sexual feminina	5(100%)	22(95.65%)	3(75%)		7(100%)	22(100%)	1(62.5%)		9(81.8%)	14(66.7%)		8(100%)	20(90.9%)	2(100%)	
Stress específico do cancro															
- NÃO	0(0%)	1(4.34%)	1(25%)	**.012***		3(13%)	0(0%)	.079	0(61.1%)	13(33.3%)	**0.001***	0(0%)	4(18.2%)	0(0%)	.193
- Suave	0(0%)	1(4.34%)	2(50%)		0(0%)	1(4.34%)	1(50%)		3(22.2%)	6(66.7%)		0(0%)	5(22.7%)	1(50%)	
- Moderado	0(0%)	0(0%)	0(0%)		0(0%)	0(0%)	0(0%)		4(2.8%)	0(2.8%)		0(0%)	0(0%)	0(0%)	
- Grave	5(100%)	21(91.3%)	1(25%)		7(100%)	19(82.6%)	1(50%)		4(13.9%)	2(13.9%)		8(100%)	13(59.1%)	1(50%)	

Teste do Qui-quadrado

A Tabela (18) ilustra que não existe diferença significativa entre as preocupações reprodutivas e a QV no grupo de estudo e no grupo de controlo (p>0,05). Além disso, na primeira consulta, houve uma diferença estatisticamente significativa entre a função sexual feminina e a QV no grupo de controlo, uma vez que (100%) das mulheres estudadas que tinham uma má QV apresentavam disfunção sexual (P>0,05). Além disso, houve uma diferença estatisticamente significativa entre o stress específico do cancro e a QV, uma vez que (100%) do grupo de estudo que tinha uma má QV apresentava um stress grave na primeira consulta (P>0,05), enquanto na última consulta (66,7%) das mulheres que tinham uma boa QV apresentavam um stress ligeiro (P>0,05).

CAPÍTULO VI

Discussão

A abordagem terapêutica de pacientes com cancro da mama e ginecológico envolve um elevado grau de preocupação com a sua sobrevivência **(Regino et al., 2017)**. A qualidade de vida é um conceito amplo e multidimensional que considera o bem-estar físico, emocional, social e espiritual de uma pessoa **(Weaver et al., 2012)**. Devido ao aumento dramático do número de sobreviventes que vivem cinco anos após o diagnóstico, tem havido um maior reconhecimento das sequelas contínuas e emergentes do cancro e do seu impacto na QVRS **(Aziz, 2007)**.

Para atingir o objetivo, o presente estudo colocou a hipótese de que: A qualidade de vida das mulheres com cancro ginecológico e da mama que recebem um programa educativo será melhorada do que as que não recebem.

Felizmente, os resultados do presente estudo aceitaram a hipótese da investigação, ou seja, as mulheres que receberam o programa educativo mostraram evidências de uma melhor qualidade de vida, com uma redução da disfunção sexual e níveis de stress mais baixos.

De acordo com as caraterísticas sócio-pessoais das mulheres estudadas, o resultado do presente estudo mostrou que não há diferença estatisticamente significativa entre os dois grupos, o que denota homogeneidade dos grupos.

Para as mulheres com cancro ginecológico, as preocupações com a reprodução podem variar não só em função do local da doença, mas também da apresentação e manifestação da doença. O cancro ginecológico pode apresentar-se antes do início ou da conclusão da gravidez, durante a gravidez, ou pode mesmo surgir fora da gravidez, como é o caso da doença trofoblástica gestacional. No que diz respeito às preocupações reprodutivas, os resultados deste estudo indicaram que mais de dois terços do grupo de estudo e do grupo de controlo estavam algo preocupados com a fertilidade. Além disso, de acordo com o local do tumor, mais de setenta por cento das mulheres estudadas com cancro da mama e ginecológico estavam algo preocupadas com a fertilidade.

(2014), em Aurora, que estudaram as preocupações com a fertilidade e as estratégias de preservação em mulheres jovens com cancro da mama, concluíram que quase metade das mulheres estudadas não referiu qualquer preocupação com a fertilidade e uma pequena percentagem estava algo preocupada com a fertilidade. Por exemplo, de acordo com o presente estudo, algumas mulheres podem considerar os seus planos de engravidar como concluídos, ou/e devido ao facto de normalmente se confrontarem com sentimentos pouco saudáveis e de não conseguirem cumprir as principais questões da vida, concentram-se na gestão da doença e nos efeitos secundários do tratamento relacionados que afectam a sua satisfação com o seu papel na família, tal como evidenciado pela saúde pessoal (foi um preditor significativo que afectou as preocupações reprodutivas do grupo de estudo), e também podem ignorar a conversa com o seu médico sobre o impacto da terapia oncológica na sua fertilidade antes de iniciarem o tratamento. A maioria dos estudos centrou-se na qualidade de vida dos doentes com cancro, tendo sido dada menos atenção ao impacto da doença nas relações íntimas dos casais em vários aspectos, como a satisfação sexual. A chave para a eficácia das intervenções foi a tentativa de identificar os pontos fortes individuais e de melhorar a consciencialização dos doentes e treiná-los em competências adequadas, porque o aumento da consciencialização do problema e dos seus factores relacionados leva à utilização de competências adequadas para o resolver **(Geiger et al., 1999; Ganz et al., 2011).**

Relativamente à função sexual, na primeira consulta, a grande maioria das mulheres estudadas nos dois grupos apresentava disfunção sexual, sem diferença estatisticamente significativa (p>0,05). Na última visita, as intervenções educativas, em particular as que visam a disfunção sexual, melhoraram vários aspectos da saúde sexual, uma vez que cerca de três quartos das mulheres do grupo de estudo contra quase todas as mulheres do grupo de controlo tinham disfunção sexual. É interessante notar a melhoria verificada nas subescalas desejo, excitação, lubrificação, orgasmo, satisfação, dor e na escala total da função sexual do grupo de estudo de mulheres com cancro da mama e ginecológico (p<0,001). **(2015)**, na Austrália, que tentaram facilitar mudanças no estilo de vida para gerir os sintomas da menopausa em mulheres com cancro da mama, e descobriram que foram observadas melhorias na função sexual no grupo de intervenção em comparação com os controlos. Mas os tamanhos dos efeitos foram geralmente modestos e de significado clínico pouco claro. **(2006)**, no Canadá, que estudaram uma intervenção psico-educativa de grupo eficaz para melhorar o cumprimento da dilatação vaginal e concluíram que o aconselhamento psicossexual orientado por enfermeiros pode melhorar significativamente a função sexual em doentes com cancro ginecológico. **(2008)**, em São Francisco, que investigaram um estudo aleatório sobre a eficácia de uma intervenção psicossocial breve para mulheres com cancro ginecológico e concluíram que a educação e o aconselhamento das mulheres após o tratamento do cancro também podem reduzir os problemas sexuais e melhorar a relação conjugal.

(2008), na Colômbia, que desenvolveram uma intervenção psico-educativa para a disfunção sexual em mulheres com cancro ginecológico e concluíram que a intervenção psico-educativa estava associada a um efeito positivo no desejo sexual, excitação, orgasmo, satisfação, angústia sexual, depressão e bem-estar geral.

De acordo com a cultura familiar egípcia, a relação conjugal é um assunto altamente pessoal e privado e é de notar que a orientação sexual é um dos aspectos menos importantes da vida que não está fortemente relacionado com a QV das mulheres. Também não é um fator que afecte a comunicação interpessoal.

Por outro lado, a idade média das mulheres no grupo de estudo do presente estudo era de 39,5±7,19 anos, em comparação com 41±8,32 anos no grupo de controlo, pelo que a relação sexual não era uma perspetiva ou uma questão para elas.

Muitos dos problemas sexuais com que as mulheres se debatem, quer se trate de dispareunia, de sintomas da menopausa ou de baixa libido, podem ser melhorados com tempo e alguma intervenção. No presente estudo, o longo processo de tratamento dá ao investigador a oportunidade de estabelecer mais contactos com as mulheres para responder às suas perguntas e resolver os seus problemas, através de uma escuta empática e de uma relação de confiança mútua para as apoiar e fornecer informações que lhes permitam resolver os seus problemas, cuidar de si próprias e aumentar as suas capacidades para lidar com os problemas. Este estudo demonstrou que algumas mulheres podem preferir evitar as relações sexuais devido à dor ou à ansiedade, ao medo de o cancro se espalhar para o marido, ao autoconceito da mulher como uma pessoa distractiva e/ou à alteração da imagem corporal que pode levar ao divórcio ou à separação. Assim, as doentes podem ter benefícios significativos se discutirem as suas preocupações, especializando-se nestas questões, eliminando assim a ansiedade sobre a incapacidade de retomar as relações sexuais vaginais após o tratamento. Discutir este assunto com as pacientes pode ser um desafio, mas pode frequentemente reduzir a ansiedade após o tratamento.

Foi interessante verificar que o diagnóstico de cancro foi, de facto, vivido como inesperado pela grande maioria dos doentes, com uma avaliação subjectiva entre a gravidade do fardo relacionado com o cancro já vivido e o fardo esperado no futuro. Na última visita, verificou-se um efeito claro do programa educativo sobre as reacções de stress traumático ao diagnóstico e tratamento do cancro, uma vez que a percentagem de mulheres com perturbação de stress traumático grave no grupo de estudo diminuiu para menos de um quarto, enquanto aumentou para mais de dois terços no grupo de controlo, com uma diferença estatisticamente significativa (p= <0,001*). Também a melhoria alcançada no grupo de estudo de mulheres com cancro da mama e ginecológico. Estes resultados coincidem com os de **Loh et al (2013)**, na Malásia, que estudaram a eficácia de um programa de autogestão de pacientes para o cancro da mama como uma doença crónica e afirmaram que o impacto positivo diferencial na depressão, ansiedade e stress. **(1999)**, em Londres, que estudou os processos de memória e o curso da ansiedade e da depressão em doentes com cancro, em que a importância do impacto da intrusão na escala de eventos como preditor de reacções psicológicas adversas prolongadas em doentes com cancro indicou a importância das intervenções para facilitar o ajustamento psicológico. **(2010)**, no Texas, que estudaram o efeito de um programa contemplativo de auto-cura na qualidade de vida de mulheres com cancro da mama e ginecológico e encontraram uma redução da angústia e da incapacidade entre as mulheres sobreviventes de cancro da mama e ginecológico com um programa contemplativo de auto-cura.

Para melhorar a adaptação psicológica ao cancro e ao seu tratamento, o grupo de estudo deste estudo aprendeu a utilizar comportamentos evitantes, afastando pensamentos repetidos sobre o acontecimento stressante, como ter cancro e receber tratamento, para diminuir a reação ao stress. Além disso, ensiná-los a gerir os seus problemas de saúde física e mental em simultâneo com a reunião com os membros da família, informando-os sobre as estratégias de gestão e facilitando a comunicação entre os doentes e os prestadores de cuidados médicos e assistentes sociais foram também componentes vitais do programa do presente estudo.

Os resultados da presente investigação indicaram que a qualidade de vida das mulheres com cancro da mama e ginecológico melhorou sob a influência do programa educativo e que esta melhoria não se relacionou apenas com a pontuação total da qualidade de vida, mas também ocorreu nas subescalas de bem-estar físico, social, emocional e funcional. Isto foi evidenciado pela percentagem de mulheres com boa QV no grupo de estudo, que aumentou para setenta e dois por cento, com um aumento mínimo no grupo de controlo. Com uma diferença estatisticamente significativa apareceu (p <0,001). Esses achados foram concomitantes com o estudo relatado por **Klafke et al (2015)** na Alemanha, que avaliou a eficácia de uma intervenção envolvendo terapias complementares e alternativas (CAM) e aconselhamento sobre CAM como complemento aos cuidados de suporte de pacientes com câncer de mama e ginecológico em quimioterapia. A hipótese é que esta intervenção aumenta a QVRS e os sintomas agrupados ao longo do regime de quimioterapia e do acompanhamento nesta população ambulatória. **(2015)** que estudaram o efeito da educação para o autocuidado na QV em pacientes com cancro da mama e mostraram que a QV dos pacientes com cancro da mama foi melhorada sob a influência da educação para o autocuidado. E em conformidade com os resultados de **Loh et al (2013)**, que afirmaram que todas as dimensões da QV aumentaram significativamente no grupo de intervenção após a realização de um programa de autogestão de um mês, em comparação com o grupo de controlo.

Além disso, estes resultados não estão de acordo com **Speck et al., (2010)** em Filadélfia, EUA, que estudaram as alterações na imagem corporal e na escala de relações após um ensaio de um ano de treino de força para sobreviventes de cancro da mama com ou em risco de linfedema, e encontraram uma melhoria na perceção da imagem corporal após a intervenção de reabilitação (duas vezes por semana durante 13 semanas), mas não encontraram qualquer melhoria na QV.

(2011), que estudaram os efeitos das intervenções psico-oncológicas sobre o sofrimento emocional e a QV em doentes adultos com cancro: revisão sistemática e meta-análise, e concluíram que foram encontrados pequenos efeitos significativos após o tratamento para o sofrimento emocional, a ansiedade, a depressão e a QV. **Loizzo et al., (2010)** confirmaram que os participantes tiveram mudanças significativas no FACT-G, melhorando em média 6,2 pontos. Além disso, relataram uma melhoria clinicamente importante nos domínios emocional e funcional e nos domínios social, papel-emocional e estado de saúde mental no SF-36, e uma redução da angústia e da incapacidade entre mulheres sobreviventes de cancro da mama e ginecológico.

Num contexto tradicional com recursos limitados, típico dos nossos países, o regime de quimioterapia (principalmente) durava muito tempo (por exemplo, 24 semanas) e as mulheres estudadas no presente estudo visitavam o ambulatório de 3 em 3 ou de 4 em 4 semanas, ou seja, 6 a 8 vezes. É provável que as mulheres tenham criado uma relação com o investigador que cuidava delas, o que também pode contribuir para melhorar a sua qualidade de vida, e devido ao elevado interesse e adesão ao tratamento do cancro, verificámos que (84%) das mulheres estudadas conseguiram completar as cinco sessões da intervenção. Assim, um acompanhamento a longo prazo das pacientes do grupo de intervenção poderá mostrar uma melhoria da QV em comparação com as pacientes do grupo de controlo.

A passagem do tratamento do cancro em regime de internamento para o tratamento em regime ambulatório aumentou a sensibilização para as estratégias de autocuidado dos doentes e também dos seus familiares e amigos próximos **(Klafke et al., 2014)**. O cancro tornou-se uma doença familiar que afecta não só o indivíduo com o diagnóstico de cancro, mas também os seus familiares, que muitas vezes experimentam elevados níveis de angústia enquanto acompanham e apoiam o seu ente querido durante as fases de tratamento e se adaptam a uma nova situação de vida.

Um ponto forte do presente estudo é a consideração das pessoas significativas dos doentes, as intervenções foram compostas principalmente para o doente a receber quimioterapia, e as pessoas significativas que implementaram as intervenções. Assim, o presente estudo contribuiu para a criação de laços e para a melhoria da qualidade de vida das pessoas significativas dos doentes com cancro. Tanto quanto sabemos, este é um dos primeiros estudos de intervenção liderados por enfermeiros no Egito que pode avaliar a contribuição relevante dos enfermeiros na promoção da QV durante a terapia do cancro.

No que diz respeito à relação entre as preocupações reprodutivas das mulheres estudadas, os dados sociodemográficos e o fator de stress social, não existe uma correlação significativa, exceto no que diz respeito ao grupo de estudo, às habilitações literárias, à idade do casamento, à idade da primeira

A idade e o período de casamento foram factores significativos de efeito positivo nas preocupações reprodutivas (p<0,05), enquanto a idade e o período de casamento foram factores significativos de efeito negativo nas preocupações reprodutivas (p<0,05). Por outro lado, a escolaridade do marido foi um fator significativo de efeito positivo nas preocupações reprodutivas (p<0,05), enquanto a idade, o período de casamento, a idade do último parto, a menopausa, os problemas relacionados com a droga como factores de stress social e a fase de diagnóstico foram factores significativos de efeito negativo nas preocupações reprodutivas do grupo de controlo (p<0,05).

Estes resultados estão em consonância com **Levin (2013)**, no Estado de Ohio, que estudou o impacto da redução da função ovárica e as suas consequências em mulheres jovens sobreviventes de cancro da mama e ginecológico e concluiu que a idade mais avançada estava associada a preocupações mínimas com a reprodução, o que também está de acordo com **Ruddy (2014)**, que concluiu que as maiores preocupações com a fertilidade estavam associadas ao facto de receberem quimioterapia, terem menos de 35 anos, serem de raça não branca e não terem filhos.

Por exemplo, estes resultados apontam para a necessidade de fornecer informações e apoio a sobreviventes idosas primíparas ou nulíparas, casadas recentemente antes do diagnóstico de cancro, relativamente a questões reprodutivas. Os profissionais de oncologia estão na melhor posição para iniciar esta discussão e para encaminhar para especialistas em fertilidade e profissionais psicossociais para apoio contínuo.

Relativamente à função sexual feminina, não existe uma correlação significativa com os dados sociodemográficos, exceto no grupo de estudo; o rendimento foi um indicador significativo do efeito positivo na função sexual feminina antes e depois da implementação do programa (p<0,05).

(2015), na Croácia, que estudaram a disfunção sexual em sobreviventes de cancro da mama e não indicaram qualquer relação significativa entre as perturbações sexuais e a idade, o nível de educação e a profissão. Por outro lado, os efeitos devastadores da menopausa prematura em mulheres jovens foram demonstrados no estudo realizado por **Ochsenkuhn et al., (2011)** na Alemanha, que estudou o "estado da menopausa em doentes com cancro da mama com quimioterapia anterior que determina perturbação hipoactiva do desejo sexual a longo prazo" e referiu que a função sexual estava mais comprometida nas mulheres que já não menstruavam após a quimioterapia. **(2016),** na Indonésia, avaliaram uma intervenção de cuidados de enfermagem sexual para reduzir a disfunção sexual em sobreviventes indonésias de cancro do colo do útero e concluíram que a ocupação e o nível de educação dos maridos são significativos para melhorar o desejo sexual e podem explicar a melhoria dos sintomas em 20%. A duração do casamento e o conhecimento, são importantes para melhorar a relação sexual dos pacientes e seus cônjuges e poderiam explicar os sintomas em 48%.

Os resultados do presente estudo indicaram que, devido à homogeneidade dos grupos e ao facto de a relação conjugal ser um assunto altamente pessoal e privado, e de as mulheres com rendimentos suficientes procurarem ajuda para gerir problemas físicos e psicológicos relacionados com a relação conjugal para satisfazerem os seus deveres religiosos e espirituais, o programa educativo com acompanhamento e apoio foi eficaz na melhoria da função sexual, mais especificamente nas mulheres com rendimentos suficientes.

No que diz respeito ao grupo de controlo, a idade, o tempo de casamento, a presença de doenças crónicas e o problema relacionado com a ingestão de medicamentos foram factores significativos de efeito negativo na função sexual feminina (p<0,05) e o local do tumor foi um fator significativo de efeito negativo na função sexual feminina na última consulta (p<0,05).

Em relação ao stress específico do cancro, não existe uma correlação significativa entre os dados sociodemográficos e o stress específico do cancro no que diz respeito aos grupos de estudo e de controlo das mulheres estudadas; exceto no grupo de estudo, é óbvio que a idade foi um preditor significativo de efeito negativo no stress específico do cancro durante a implementação do programa (p<0,05). Estes resultados contradizem **Levin, (2013)** que descobriu que receber terapia hormonal estava associado ao stress específico do cancro (r=.38, p>.01). Nenhum outro estudo investigou o impacto dos dados sociodemográficos no stress específico do cancro. Os resultados do estudo mostraram que o diagnóstico de cancro foi recebido como um acontecimento inesperado que tem um grande peso na sobrevivência da mulher, no seu papel na família, na sua satisfação, na diminuição da fertilidade e noutros encargos esperados no futuro. Este estudo apoia a importância de um programa educativo sobre como enfrentar os encargos psicológicos associados ao cancro e ao seu tratamento.

Por outro lado, no grupo de controlo, as questões financeiras foram um indicador significativo de um efeito positivo no stress específico do cancro na primeira consulta (p<0,01). Isto indica que as questões financeiras ou as dívidas aumentam o fardo associado ao diagnóstico e ao tratamento do cancro, pelo que os prestadores de cuidados de saúde devem ter em conta os factores de stress social quando cuidam de doentes com cancro.

No que diz respeito à relação entre a QV das mulheres estudadas, os dados sociodemográficos, os factores de stress social e as caraterísticas clínicas, não existe uma correlação significativa entre os dados sociodemográficos e a QV no que diz respeito aos grupos de estudo e de controlo das mulheres estudadas, exceto no grupo de controlo; o rendimento foi um indicador significativo de um efeito positivo na QV durante a primeira consulta ($r = 0,344$, $p < 0,05$) e o estádio do diagnóstico foi um indicador significativo de um efeito negativo na QV durante a primeira consulta ($r = -0,523$, $p < 0,05$). **(2011),** na Tailândia, relativamente à associação com a situação financeira, que estudaram a QV em sobreviventes de cancro ginecológico em comparação com mulheres saudáveis e verificaram que os resultados da QV eram mais elevados em doentes com cancro ginecológico após o tratamento. E os factores que se associaram a uma pontuação mais elevada no grupo de doentes são ter o marido como prestador de cuidados, não ter problemas financeiros, ter uma pontuação 0 ou 1 no grupo de oncologia cooperativa oriental e ter o ensino secundário ou superior.

Além disso, contradiz **Awadalla et al. (2007),** no Kuwait, que estudaram os factores associados à QV de doentes ambulatórias com cancro da mama e cancro ginecológico e dos seus familiares prestadores de cuidados, e concluíram que a educação era a única caraterística do prestador de cuidados que tinha uma associação significativa com a QV do doente. **Loizzo et al., (2010**) confirmaram que os pacientes casados, com maior escolaridade, melhor emprego e com maior tempo de doença apresentaram maior QV. Os doentes submetidos a radioterapia e os seus cuidadores apresentaram pontuações de QV mais elevadas. Também **Greimel et al. (2002),** na Áustria, estudaram a avaliação prospetiva da QV de doentes com cancro do sexo feminino e referiram que o local da doença tinha um impacto marginal na QV durante o tratamento ativo e nenhum impacto após a conclusão do tratamento. **Chan et al. (2001),** em Hong Kong, que estudaram a QV após o tratamento do cancro, concluíram que a idade era um dos factores identificados como tendo um efeito significativo na QV a longo prazo após o tratamento. Verificaram que os doentes mais jovens apresentavam uma pior qualidade de vida, o que pode ter resultado da inesperada diminuição da fertilidade e da feminilidade, da menopausa relacionada com o tratamento e de problemas de relacionamento.

Os resultados do presente estudo reflectiram que o estádio avançado da doença levou à deterioração do estado geral. Por outro lado, no grupo de estudo, o facto de ter recebido quimioterapia foi um indicador significativo do efeito positivo na QdV após a implementação do programa ($r = 0,294$, $p < 0,05$). Em conformidade, uma vez que a grande maioria do grupo de estudo recebeu quimioterapia, isto implica que a intervenção funcionou tão bem na melhoria da QV, uma vez que envolveu e acompanhou as mulheres ao longo do tempo, ensinando-as a gerir os seus problemas de saúde física e mental concomitantemente associados à quimioterapia.

Quanto à relação entre os factores de previsão e os resultados, não existe diferença significativa entre as preocupações reprodutivas e a QV no grupo de estudo e no grupo de controlo (p>0,05). Também na primeira consulta, todos os casos do grupo de controlo que apresentavam má QV tinham disfunção sexual (P>0,05), o que indica que a presença de disfunção sexual está associada a má QV. Por outro lado, todos os casos do grupo de estudo que tinham má QV apresentavam stress grave na primeira consulta (P>0,05), enquanto na última consulta dois terços das mulheres que tinham boa QV apresentavam stress ligeiro (P>0,05). **(2015)**, na Coreia, que compararam a QV e a sexualidade entre sobreviventes de cancro do ovário sexualmente activas e mulheres saudáveis, e concluíram que a sexualidade, tanto em termos de desejo, excitação, lubrificação, orgasmo, satisfação e dor, como em termos de interesse no sexo, atividade sexual e prazer no sexo, era semelhante entre os grupos, e coincidia com o estudo de **Levin (2013)**, que concluiu que as preocupações com a reprodução não estão relacionadas com a QV específica do cancro. **(2005),** na Califórnia, que estudaram a QV em sobreviventes de cancro do colo do útero a longo prazo e descobriram, num modelo de regressão múltipla, que a angústia específica do cancro, o bem-estar espiritual, o enfrentamento desadaptativo e as preocupações reprodutivas representavam 72% da variação nos resultados da QV. Em relação ao grupo de controlo, estes resultados são consistentes com **Levin (2013)**, que confirmou que os sintomas sexuais estão de facto associados ao ajustamento psicológico e à QV em jovens sobreviventes.

Os resultados do presente estudo revelaram que o programa educativo conseguiu melhorar o estado psicológico e, consequentemente, a qualidade de vida dos doentes com cancro.

Méritos do estudo

Não foram realizados estudos semelhantes no Egito no domínio do efeito do programa educativo na melhoria da QV das mulheres submetidas a tratamento para o cancro ginecológico e da mama. Este foi o primeiro estudo a investigar toda a gama de impacto das preocupações reprodutivas, da função sexual e do stress específico do cancro na QV. Contribuiu para a escassa literatura relativa às necessidades das mulheres egípcias com cancro da mama e ginecológico e salientou a importância do papel dos enfermeiros. Independentemente da pequena dimensão da amostra, os resultados do estudo são coerentes com os relatados em estudos anteriores.

Limitações

Os resultados do presente estudo não podem ser generalizados numa população com idade mais jovem porque todos os inquiridos estavam em idade reprodutiva avançada e tinham filhos. Outra limitação é que, devido à indisponibilidade de informação sobre o estado ativo do tratamento neste estudo, não foi possível estudar a associação das capacidades reprodutivas e da variável disfunção sexual com o "tratamento ativo".

O presente estudo mostrou que as mulheres que receberam um programa educativo evidenciaram uma melhor qualidade de vida, com uma redução da incidência de disfunção sexual e níveis de stress mais baixos. Não existe uma diferença significativa entre as preocupações reprodutivas e a QV no grupo de estudo e no grupo de controlo (p>0,05). Todas as mulheres do grupo de estudo que apresentavam uma má QV tinham um stress grave na primeira consulta (P>0,05), enquanto na última consulta dois terços das mulheres que tinham uma boa QV tinham um stress ligeiro (P>0,05). Os resultados do presente estudo vêm juntar-se ao crescente conjunto de provas de que as intervenções educativas administradas por enfermeiros são eficazes para ajudar os doentes a gerir os sintomas físicos e psicológicos relacionados com o tratamento do cancro que afectam negativamente a QV das mulheres.

Recomendações

Com base nas conclusões do presente estudo, são sugeridas as seguintes recomendações:

1. Este tipo de intervenção de enfermagem deve ser implementado no contexto ambulatório de uma clínica de terapia oncológica.

2. Aumentar a sensibilização e os conhecimentos sobre os efeitos secundários relacionados com o tratamento entre o pessoal de enfermagem.

Outras investigações:

1.	Para melhor investigar os efeitos dos problemas de reprodução relacionados com o cancro, a investigação pode centrar-se nas mulheres sobreviventes que correm um maior risco de infertilidade ou de ter filhos devido aos tratamentos contra o cancro.

2.	São necessários mais estudos para investigar o efeito a longo prazo de tais programas e planear um programa de educação individualizado com ênfase nas necessidades únicas de cada doente.

3.	Planear um programa de educação para a saúde (mesmo nos meios de comunicação social) para os casais antes de iniciarem o tratamento do cancro, a fim de alterar as ideias erradas sobre a relação conjugal durante o tratamento do cancro (a mulher com cancro é uma fonte de propagação de infecções ao marido, medo da quimioterapia, etc.) e ultrapassar as complicações da relação conjugal devidas a estas ideias erradas.

Resumo

O cancro é a principal causa de morte em todo o mundo e é responsável anualmente por 8,2 milhões de mortes (13%) **(OMS, 2015)**. O cancro ginecológico é o quarto tipo mais comum em todo o mundo; o aumento acentuado das doenças crónicas constitui um desafio de saúde pública para os serviços de saúde e os decisores políticos **(Godlee, 2011)**. O diagnóstico de cancro afecta os doentes e as suas famílias física, financeira e emocionalmente. O cancro ainda é considerado sinónimo de morte, dor e sofrimento **(Chaturvedi, 2012).**

Por conseguinte, são necessárias tentativas para melhorar o desempenho físico e a qualidade de vida desta categoria de doentes **(Cheema & Gaul, 2006).** O enfermeiro oncológico tem um papel importante na educação dos doentes e na gestão dos efeitos secundários, ajudando assim cada mulher a manter a sua sexualidade e a sua qualidade de vida **(Ezzell, 2001).**

O objetivo do presente estudo foi avaliar a eficácia de um programa educativo na melhoria da QV em mulheres submetidas a tratamento de cancro ginecológico e da mama.

O estudo foi realizado no instituto de oncologia da região de El-Minya em 100 mulheres com cancro da mama e ginecológico, após terem recebido o seu consentimento oral para a participação.

As mulheres estudadas foram divididas em dois grupos principais 50 cada grupo de estudo seguiu o programa educativo de melhoria da QV recomendado no instituto de oncologia e o grupo de controlo seguiu os cuidados de rotina no ambulatório de oncologia. Cada grupo foi designado para a linha de tratamento de acordo com o método de aleatorização.

Os dados foram recolhidos através de um questionário de entrevista estruturado nas fases de base, de acompanhamento e de avaliação. A avaliação foi efectuada antes dos ciclos iniciais de quimioterapia, o acompanhamento foi efectuado durante o ciclo de quimioterapia subsequente, enquanto a avaliação (pós-intervenção) foi efectuada três semanas após a receção da última dose de quimioterapia.

As principais conclusões deste estudo foram as seguintes

J De acordo com as caraterísticas sócio-pessoais das mulheres estudadas, o resultado do presente estudo mostrou que não há diferença estatisticamente significativa entre os dois grupos, o que denota homogeneidade dos grupos.

J Mais de metade do grupo de estudo (58,0%) vs. (70,0%) do grupo de controlo encontravam-se no estádio IV da doença. Sessenta e quatro por cento do grupo de estudo e do grupo de controlo tinham cancro da mama e (36%-36%, respetivamente) do grupo de estudo e do grupo de controlo tinham cancro ginecológico. Sessenta e quatro por cento do grupo de estudo vs. (90%) do grupo de controlo receberam tratamento cirúrgico.

J Relativamente ao desejo de ter mais filhos, cerca de três quartos do grupo de estudo (74,0%) Vs. (82,0%) do grupo de controlo não necessitavam de mais filhos na altura do diagnóstico. Mais de três quartos dos casos do grupo de estudo e do grupo de controlo (80,0%, 82,0% respetivamente) não necessitavam atualmente de mais filhos. Quase três quartos do grupo de estudo (72,0%) vs. (86,0%) do grupo de controlo estavam atualmente completamente satisfeitos com o tamanho atual da sua família, mesmo que fosse demasiado pequena.

J Mais de metade (54,0%) do grupo de estudo vs. (70,0%) do grupo de controlo estavam completamente satisfeitos com a dimensão atual da família.

J Mais de dois terços (70% e 72%, respetivamente) do grupo de estudo e do grupo de controlo estavam um pouco preocupados com a fertilidade.

J Em relação à função sexual, na primeira visita, a grande maioria das mulheres estudadas nos dois grupos apresentava disfunção sexual, sem diferença estatisticamente significativa ($p > 0,05$). Na última visita, verificou-se uma diferença estatisticamente significativa em relação ao impacto do programa educativo na função sexual, uma vez que quase três quartos das mulheres do grupo de estudo vs. quase todas as mulheres do grupo de controlo apresentavam disfunção sexual ($p < 0,001$).

J Na última visita, verificou-se um efeito claro do programa educativo sobre as reacções de stress traumático ao diagnóstico e tratamento do cancro, uma vez que a percentagem de mulheres com perturbação de stress traumático grave no grupo de estudo diminuiu para menos de um quarto, enquanto aumentou para mais de dois terços no grupo de controlo, com uma diferença estatisticamente significativa ($p = <0,001*$). J A qualidade de vida das mulheres estudadas com cancro da mama e ginecológico foi melhorada sob a influência do programa educacional e esta melhoria não se relacionou apenas com a pontuação total da QOL, mas também ocorreu nas subescalas de bem-estar físico, social, emocional e funcional. Isto foi evidenciado pela percentagem de mulheres com boa QV no grupo de estudo, que aumentou para setenta e dois por cento, com um aumento mínimo no grupo de controlo. Com uma diferença estatisticamente significativa.

J Não existe correlação significativa entre os dados sócio-pessoais e a função sexual feminina, exceto no grupo de estudo; o rendimento foi um preditor significativo de efeito positivo na função sexual feminina na primeira e na última visita ($p < 0,05$). Relativamente ao grupo de controlo, a idade, o tempo de casamento, a presença de doenças crónicas, o problema relacionado com a ingestão de medicamentos foram preditores significativos de efeito negativo na função sexual feminina ($p < 0,05$), e o local do tumor foi um preditor significativo de efeito negativo na função sexual feminina na última consulta ($r = -.284$, p<0,05).

J Em relação ao stress específico do cancro, não existe uma correlação significativa entre os dados sociopessoais e o stress específico do cancro, exceto no grupo de estudo; a idade foi um indicador significativo de um efeito negativo no stress específico do cancro na primeira consulta (p<0,05). Por outro lado, no grupo de controlo, as questões financeiras foram um indicador significativo de um efeito positivo no stress específico do cancro na primeira consulta (p<0,01).

J Não existe uma correlação significativa entre os dados sociopessoais e a qualidade de vida no que diz respeito aos grupos de estudo e de controlo das mulheres estudadas, exceto no grupo de controlo; o rendimento foi um preditor significativo de um efeito positivo na QV (r =0,344, p<0,05), e o estádio do diagnóstico foi um preditor significativo de um efeito negativo na QV durante a primeira consulta (r =-0,523, p<0,05). Por outro lado, no grupo de estudo, receber quimioterapia foi um preditor significativo de efeito positivo na última visita (r =0,294, p<0,05).

J No que diz respeito à relação entre os factores de previsão e os resultados, não existe uma diferença significativa entre as preocupações reprodutivas e a QV no grupo de estudo e no grupo de controlo (p>0,05). Também na primeira consulta, todos os casos do grupo de controlo que tinham má QV apresentavam disfunção sexual (P>0,05). Por outro lado, todos os casos do grupo de estudo que tinham má QV apresentavam stress grave na primeira consulta (P>0,05), enquanto na última consulta dois terços das mulheres que tinham boa QV apresentavam stress ligeiro (P>0,05). , ,

Conclusão:

O programa educativo mostrou evidências de uma melhor qualidade de vida, com uma redução da incidência de disfunção sexual e níveis de stress mais baixos. Os resultados do presente estudo vêm juntar-se ao crescente conjunto de provas de que as intervenções educativas administradas por enfermeiros são eficazes para ajudar os doentes a gerir os sintomas físicos e psicológicos relacionados com o tratamento do cancro que afectam negativamente a QV das mulheres.

Recomendações

Com base nas conclusões do presente estudo, são sugeridas as seguintes recomendações:

1)	Este tipo de intervenção de enfermagem deve ser implementado no contexto ambulatório de uma clínica de terapia oncológica.

2)	Aumentar a sensibilização e os conhecimentos sobre os efeitos secundários relacionados com o tratamento entre o pessoal de enfermagem.

3)	A investigação pode centrar-se nas mulheres sobreviventes que correm um maior risco de infertilidade ou de ter planos de procriação prejudicados devido aos tratamentos contra o cancro.

4)	São necessários mais estudos para investigar o efeito a longo prazo de tais programas e planear um programa de educação individualizado que dê ênfase às necessidades únicas de cada doente.

5)	Planear um programa educativo para o casal antes do início do tratamento do cancro, a fim de alterar as ideias erradas sobre a relação conjugal durante o tratamento do cancro.

Referências

J **Abusief, M. E., Missmer, S. A., Ginsburg, E. S., Weeks, J. C., & Partridge, A. H. (2010):** The effects of paclitaxel, dose density, and trastuzumab on treatment-related amenorrhea in premenopausal women with breast cancer. Cancer, 116(4), 791-798.

J **Aerts, L., Enzlin, P., Verhaeghe, J., Vergote, I &, Amant, F. (2009).** Sexual and psychological functioning in women after pelvic surgery for gynecological cancer. European Journal of Gynecologic Oncology, 30(6), 652-656.

J **Afiyanti, Y., skp, MN, Nur Rachmawati, I., e milanti,A., (2016):** Avaliação da Intervenção de Cuidados de Enfermagem Sexual para a Redução da Disfunção Sexual em Sobreviventes de Cancro do Colo do Útero da Indonésia. Asia Pac J Oncol Nurs. 2016 Jul-Set; 3(3): 266-271.

J **Alexander, APRN, , FAANP, FAANWersie Johnson-Mallard, ARNP, FAANP'Elizabeth Kostas-Polston, (2016):** Cuidados de saúde da mulher em enfermagem de prática avançada, segunda edição

J **Alkatout I, Schubert M, Garbrecht N, Weigel MT, Jonat W, Mundhenke C, Günther V. (2015):** Cancro vulvar: epidemiologia, apresentação clínica e opções de gestão. Int J Women's Health. Mar 20; 7: 305-13.

J **American Cancer Society, (2016 a):** Estatísticas do cancro, CA Cancer J Clin. 2016 Jan-Fev; 66 (1):7-30.

J **American Cancer Society, (2016c):** neuropatia periférica causada pela quimioterapia. A CIPN pode ser prevenida?

J **American cancer society, (2017):** how cancer treatment can affect fertility in women disponível em www.cancer.org

J **Sociedade Americana do Cancro,(2015b):** Cancro durante a gravidez disponível em www.cancer.org

J **Sociedade Americana do Cancro. (2012).** Recuperado de http://www.cancer.org/research/cancerfactsstatistics/allcancerfactsfigures/ index

J **Sociedade Americana do Cancro. (2013).** Factos e números sobre o cancro,. Atlanta, GA: Sociedade Americana do Cancro.

J **American Cancer Society. (2015 a):** Quais são as estatísticas-chave sobre o cancro da mama? [Citado a 19 de abril]; Disponível em : http://www.cancer.org/cancer/breastcancer/detailedguide/breast-cancer- key-statistics.

J **American Cancer Society. (2016 b):** Cancer Facts and Figures [Factos e números sobre o cancro]. Atlanta, Geórgia: American Cancer Society.

J **American College of Obstetricians and Gynecologists.** **Precis: Gynecology. 3ª ed. Washington, DC,(2006):** American College of Obstetricians and Gynecologists;: 113-116.

J **Anderson DJ, Seib C, mccarthy AL, Yates P, porter-steele J, mcguire A, (2015):** Facilitar mudanças no estilo de vida para gerir a menopausa sintomas em mulheres com cancro da mama: um ensaio piloto controlado e aleatório do The Pink Women's Wellness Program. Menopausa.

J **Andreyev HJ, Davidson SE, Gillespie C, Allum WH, Swarbrick E,(2012);** Practice guidance on the management of acute and chronic gastrointestinal problems arising as a result of treatment for cancer. Sociedade Britânica de Gastroenterologia; Associação de Colo-Proctologia da Grã-Bretanha e Irlanda; Associação de Cirurgiões do Gastrointestinal Superior; Faculdade de Oncologia Clínica da Secção do Colégio Real de Radiologistas. Conferência anual.

J *Asco post (2014)*: many insured patients after their lifestyles and medical care to cope with cancer treatment costs, 2014 palliative care in oncology symposium (abstract 161), Retrieved from http: www.ascopost.com

J **Ashing-Giwa, K. T., Lim, J., Tang, J. (2010).** Sobreviver ao cancro do colo do útero: Does health-related quality of life influence survival? Gynecologic Oncology, 118, 35-42.

J **Aspita, A,&Peres, E., (2015):** Efeitos secundários da terapêutica sistémica. Neurocognitivo, cardíaco e malignidades secundárias, Em J.Harris,M., Lippman,M., Morrow,&C. Osnorne (Eds.), Diseases of the breast (pp.703-692),Philadelphia PA: Wolters Kluwer.

J **Asukai, N. Kato, H. et al. (2002).** Fiabilidade e validade da versão em língua japonesa da escala de impacto do acontecimento - revista (IES-R-J). Journal of Nervous and Mental Disease. 190 (3): 175-182.

J **Audette C, Waterman J. (2010):** A saúde sexual das mulheres após uma doença maligna ginecológica. Journal of Midwifery and Women's Health. 2010; 55: 357-362.

J **Avis, N. E., Crawford, S., & Manuel, J. (2004).** Psychosocial problems among young women with breast cancer. Psychooncology, 13(5), 295308.

J **Avis, N. E., Smith, K. W., mcgraw, S., Smith, R. G., Petronis, V. M., & Carver, C. S. (2005(:** Avaliação da qualidade de vida em adultos sobreviventes de cancro (QLACS). Quality Life Research, 14 ,1007-1023.

J **Avis, N., Colvin, A., Bromberger, J., Hess, R., Matthews, K., Ory, M., & Schocken, M. (2009):** Change in health-related quality of life over the menopausal transition in a multiethnic cohort of middle-aged women: Study of women's health across the nation. Menopause, 16, 860-869

J *Awadalla AW, Ohaeri JU, Gholoum A, Khalid AO, Hamad HM, Jacob A* **(2007)**: Factores associados à qualidade de vida de doentes ambulatórios com cancro da mama e cancros ginecológicos e dos seus familiares cuidadores: um estudo controlado. BMC Cancer.: 7. 102.

J **Aziz, N. M. (2007).** Investigação sobre a sobrevivência ao cancro: Estado do conhecimento, desafios e oportunidades. Ata Oncologica, 46, 417-432.

J **Bakewell, T. R. & Volker, D.L. (2005).** Disfunção sexual relacionada com o tratamento de mulheres jovens com cancro da mama. Clinical Journal of Oncology Nursing, 9, (6) 697-702.

J **Barton-Burke, M., & Gustacon, C. J. (2007).** Sexuality in women with cancer. Clínicas de Enfermagem da América do Norte, 42, 531-554.

J **Baumgart J, Nilsson K, Evers AS, (2013):** Disfunção sexual em mulheres em terapia endócrina adjuvante após cancro da mama. Menopausa; 20: 162168.

J **Becker M, Malafy T, Bossart M, (2011):** Qualidade de vida e funcionamento sexual em sobreviventes de cancro do endométrio. Gynecol Oncol; 121: 169173.

J **Beesley V, Janda M, Eakin E, Obermair A, Battistutta D (2007):** Linfedema após tratamento do cancro ginecológico: prevalência, correlações e necessidades de cuidados de apoio. Cancro 109(12):2607-2614.

J **Bergmann A, Mendes VV, de Almeida Dias R, do Amaral ESB, da Costa Leite Ferreira MG, Fabro EA. (2011):** Incidência e fatores de risco para síndrome da trama axilar após cirurgia de câncer de mama. Breast Cancer Res Treat. 2011; 131 (3):987-992.

J **Bhalwar R., (2009):** Livro de texto de Saúde Pública e Medicina Comunitária 1.ª edição. Pune: Departamento de Medicina Comunitária da Faculdade de Medicina das Forças Armadas; PP: (251).

J **Bloom, J. R. (2008):** Melhorar a saúde e o bem-estar dos sobreviventes de cancro: O passado como prólogo. Psycho-Oncology, 17, 525-532.

J **Box RC, Reul-Hirche HM, Bullock-Saxton JE, (2002):** Physiotherapy after breast cancer surgery: results of a randomised controlled study to minimize lymphoedema. Breast Cancer Res Treat 2002a; 75: 51-64.

J **Breakaway, (2009):** The global burden of cancer-challenges and opportunities. The Economist.

J **Brewin C, Watson M, mccarthy S, Hyman P, Dayson D. (1998):** Processos de memória e o curso de ansiedade e depressão em pacientes com cancro. Psychol Med; 28: 219 - 24.

J **Brotto LA, Heiman JR, Goff B, Greer B, Lentz GM, Swisher E, et al.(2008):** A psycho-educational intervention for sexual dysfunction in women with gynecologic cancer. Arch Sex Behav; 37: 317-29.

J **Brunner & Suddarth's (2009):** textbook of medical-surgical nursing Philadelphia: Wolters Kluwer, Lippincott Williams & Wilkins. (12ª ed.).

J **Brunner & Suddarth's, (2013):** cancro da mama. Textbook of Medical - Surgical Nursing 10ª edição.

J **Burns, M., Costello, J., ryan-woolley, B., & Davidson, S. (2007):** Avaliação do impacto dos efeitos do tratamento tardio no cancro do colo do útero: Um estudo exploratório sobre a sexualidade das mulheres. European Journal of Cancer Care, 16, 364-372.

J **Burwell SR, Case LD, Kaelin C, (2006):** Problemas sexuais em mulheres mais jovens após cirurgia de cancro da mama. J Clin Oncol; 24:2815-2821.

J **Caffo O, Amichetti M, Ferro A, (2003):** Dor e qualidade de vida após cirurgia para cancro da mama. Breast Cancer Res Treat; 80:39-48.

J **Canada, A. L., & Schover, L. R. (2010).** The psychosocial impact of interrupted childbearing in long-term female cancer survivors. Psychooncology, 21(2), 134-143.

J **Comité Diretor das Estatísticas do Cancro da Sociedade Canadiana do Cancro. (2011):** Estatísticas canadianas sobre o cancro 2011. Toronto, ON: Sociedade Canadiana do Cancro.

J **Cancer Council Australia (2016):** Understanding breast cancer (Compreender o cancro da mama) (panfleto). Sydney: Conselho do Cancro da Austrália. J Rehabil Med; 37:180-188 .

J **Cancer Research UK,(2015):** Vamos vencer o cancro mais cedo, Cancro da mama durante a gravidez

J **Cancer Research UK,(2016):** Let's beat cancer sooner, Fallopian tube cancer disponível em http://www.cancerresearchuk.org/

Conselho Editorial do J **Cancer.Net (2016):** Cancro do ovário, da trompa de

Falópio e do peritoneu: Introdução.

Conselho Editorial do J **Cancer.Net (2017):** Cancro do útero: Estatísticas. Estatísticas adaptadas da publicação da American Cancer Society (ACS), Cancer Facts & Figures 2017.

J CANO/ACIO,(2015): Canadian Association of Oncology Nursing Association canadienne des infirmières en _ncology http://www.canoacio.org CC0 -Cancer Care Ontario https://www. cancercare.

J **Carter J, Chi** DS, **Brown** CL, **abu-rustum** NR, **Sonoda Y, Aghajanian OLevine DA, Baser RE, Raviv L& Barakat RR (2010):** Cancer-relatedinfertility in survivorship. Sociedade Internacional de Cancro Ginecológico 20, 2-8.

J **Carter, J., Penson, R., Barakat, R. & Wenzel, L. (2012):** Questões contemporâneas de qualidade de vida que afectam os sobreviventes de cancro ginecológico. Clínicas de Oncologia Hematológica da América do Norte, 26, 169-194.

J **Cella, D. F. (1997).** Manual do sistema de medição da Avaliação Funcional da Terapia da Doença Crónica (FACIT) versão 4. Centro de Resultados, Investigação e Educação (CORE). Evanston Northwestern Healthcare e Northwestern University: IL.

J **Cella, D.F., Tulsky, D.S., Gray, G. (1993).** A escala Functional Assessment of Cancer Therapy (FACT): desenvolvimento e validação da medida geral. Journal of Clinical Oncology, 11, 570-579.

J **Centers for Disease Control and Prevention's (CDC) (2017):** Inside Knowledge: Campanha Get the Facts about Gynecologic Cancer (Obtenha os factos sobre o cancro ginecológico). Publicação do CDC n.º 22-0098, revista em abril de 2017

J **Chan** YM, **Ngan** HY, **Li** BY, **Yip** AM, **Ng** TY, **Lee** PW, **Yip** PS, **Wong LC,(2001):** A longitudinal study on quality of life after gynecologic cancer treatment. Gynecol Oncol; 83(1):10-9.

J **Charles R. B. Beckmann'William HerberbDouglas Laube'Frank Ling'Roger Smith (2013):** Obstetrícia e Ginecologia.

J **Chaturvedi SK.,(2012):** Psychiatric oncology: cancer in mind. Indian J Psychiatry;54:111-8

J **Cheema** BS, **Gaul** CA., **(2006):** O treino de exercício físico de corpo inteiro melhora a condição física e a qualidade de vida em sobreviventes de cancro da mama. J Strength Cond Res. 2006;20: 14-21.

J **Creamer, M. Bell, R. & Falilla, S. (2002).** Propriedades psicométricas da Impact of Event Scale-Revised. Behavior Research and Therapy. 41: 1489-1496.

J **Davies e Yvonne D'Arcy,(2013):** Com pact clinical guide to Cancer pain management 382 página

J **Diane, C., Bodurka e Charlotte C., Sun, (2006):** Gynecologic cancer, quality of life and sexual functioning. Cap.: 16 p. p 264.

J **Dizon D., Suzin, D., e McIlvenna S., (2014):** Saúde sexual como uma questão de sobrevivência para sobreviventes de câncer feminino Journal List Oncologist v.19(2).

J **Donovan KA, Jacobsen PB, Holland JC, Trask P' Fleishman S, Zabora J, Baker F, (2004).** Propriedades psicométricas e correlações dos resultados do termómetro de angústia. Psycho-Oncology; 13: S16.

J **Dunn, L., & Fox, K. R. (2009).** Técnicas de preservação da fertilidade em pacientes com cancro da mama. Current Opinion in Obstetrics and Gynecology, 21(1), 68-73.

J **Grupo colaborativo de ensaios clínicos sobre cancro da mama precoce (EBCCG), (2011):** Effect of radiotherapy after breast conserving on (10) years recurrence and (15) years breast cancer death, meta -analysis of individualized patient data for 10-801 women in 17 randomized trials, lancet 378(1707-1716).

J **Elkins, G., Marcus, J., Stearns, V., Perfect, M., Rajab, M., Ruud, C., et al. (2008).** Randomized trial of a hypnosis intervention for treatment of hot flashes among breast cancer survivors. Jornal de Oncologia Clínica, 26 (31) 5022-5026.

J **Ercoli,L., (2014):** Countering Chemo Brain, recuperado em : The Simms/Mann - Centro de Oncologia Integrativa da UCLA

J **Erlay J, Bray F, Norman D, Mathers C, Parkin DM. GLOBOCAN (2008):** Cancer incidence and mortality worldwide. Agência Internacional de Investigação do Cancro.

J **Ersek, M., Ferrell, B. R., Dow, K. H., & Melancon, C. H. (1997).** Qualidade de vida em mulheres com cancro do ovário. Western Journal of Nursing Research, 9 (3,334-350.

J **Ezzell,P., RN, OCN,(2001):** Managing the Effects of Gynecologic Cancer Treatment on Quality of Life and Sexuality (Gerir os efeitos do tratamento do cancro ginecológico na qualidade de vida e na sexualidade) The Abramson Cancer Center of the University of Pennsylvania .

J **Faller H, Schuler M, Richard M, Heckl U, Weis J, Küffner R.(2013):** Efeitos das intervenções psico-oncológicas no sofrimento emocional e na qualidade de vida em pacientes adultos com cancro: revisão sistemática e meta-análise. J Clin Oncol. 20; 31(6):782-93.

J **Ferrans C. (2007):** Differences in what quality of life instruments measure.Natl Cancer Inst Monogr.; 37: 22-26.

J **Fobair P, Stewart SL, Chang S, (2006):** Imagem corporal e problemas sexuais em mulheres jovens com cancro da mama. Psychooncology; 15:579-594.

J **Fox K. (2014):** O papel do enfermeiro de cuidados agudos na implementação das normas da comissão de cancro sobre cuidados paliativos. Clin J Oncol Nurs ; 18 Suppl:39-44.

J **Ganz PA, Kwan L, Stanton AL, Bower JE, Belin TR. (2011):** Recuperação física e psicossocial no ano seguinte ao tratamento primário do cancro da mama. J Clin Oncol; 29:1101-9.

J **Ganz, P. A. (1995):** Advocating for the woman with breast cancer. CA, 4 5(2), 114-125

J **Geiger A, Mullen ES, Sloman PA, Edgerton BW, Petitti DB.,(1999):** Avaliação de um programa de informação e apoio a doentes com cancro da mama. Eff Clin Pract; 3: 157-65.

J **Gift, A., Stommel, M., Jablonski, A., & Given, C. (2003).** Um conjunto de sintomas ao longo do tempo em doentes com cancro do pulmão. Nursing Research, 52, 393-400.

J **Godlee F. As doenças não transmissíveis e a cimeira da ONU. BMJ. (2011).** O que é saúde?

J **Goel, S., Sharma, R., Hamilton, A., & Beith, J. (2009):** LHRH agonists for adjuvant therapy of early breast cancer in premenopausal women. Cochrane Database Syst Review, 4, 1-40 .

J **Goff BA, Mandel LS, Drescher CW, Urban N, Gough S 'Schurman KM, Patras J, Mahony, Andersen (2007):** Desenvolvimento de um índice de sintomas de cancro do ovário: possibilidades de deteção precoce. 109:221-7.

J **Gordon, N. H., & Siminoff, L. A. (2010).** Medição da qualidade de vida de sobreviventes de cancro da mama a longo prazo: The long term quality of life-breast cancer (LTQOL-BC) Scale. Journal of Psychosocial Oncology, 28, 589-609.

J **Gorman, J. R., Malcarne, V. L., Roesch, S. C., Madlensky, L., & Pierce, J. P. (2010):**Depressive symptoms among young breast cancer survivors: the importance of reproductive concerns. Breast Cancer Research and Treatment, 123(2), 477-485.

J **Gotay, C. C, Moore, T. D. (1992).** Avaliação da qualidade de vida no cancro da cabeça e do pescoço. Quality of Life Research 1, 5-17.

J **Green E, Johnston M, mccartney G, Milliken D, Poirier S, Reynolds P, (2012):** Safe Handling of Parametrial Cytotoxics (Manuseamento seguro de citotóxicos parametriais). Uma iniciativa de qualidade do Programa de Cuidados Baseados em Evidências (PEBC), Cancer Care Ontario (CCO). 2012

J **Green MS, Naumann RW, Elliott M, (2000):** Sexual dysfunction following vulvectomy. Gynecol Oncol; 77: 73-77.

J **Greimel E, Thiel I, Peintinger F, Cegnar I, Pongratz E (2002):** Prospective assessment of quality of life of female cancer patients. Gynecol Oncol;85: 140-147.

J **Greimel, E. R., Winter, R., Kapp, K. S., & Haas, J. (2009):** Qualidade de vida e funcionamento sexual após o tratamento do cancro do colo do útero: um estudo de acompanhamento a longo prazo Psycho-Oncology, 18, 476-482.

J **Gucalp,A., Morris,P., Hudis,C., Dannenberg,A., (2015):** Implicações da obesidade no cancro da mama. Em J.Harris,M., Lippman,M., Morrow,&C.Osnorne (Eds.), Diseases of the breast (pp.700- 714),Philadelphia PA: Wolters Kluwer

J **Gziri MM, Amant F, Debiève F, Van Calsteren K, De Catte L, Mertens L. (2012):** Efeitos da quimioterapia durante a gravidez no coração materno e fetal. Prenat Diagn. 32(7):614-9.

J **Harchman ,D.,L.,lacchetis,C., Dworkin., R., H., Smith, E., M., L., Bleeker.,j., cavaletti., G., Loprinzi, C., American society of clinical oncology (2014):** prevention and management of chemotherapy induced peripheral neuropathy in survivors of adult cancer . Sociedade americana de oncologia clínica, diretrizes de prática clínica. Jornal de oncologia clínica 32(18), 1941-1967.

J **Harcourt D., Frith, H., (2008):** Women's Experiences of an Altered Appearance during Chemotherapy An Indication of Cancer Status (Experiências das mulheres sobre uma aparência alterada durante a quimioterapia: uma indicação do estado do cancro). J Health Psychol, 13; 597

J **Harhra NA, Basaleem HO (2012):** Tendências do cancro da mama e sua gestão nos últimos vinte anos em Aden e províncias adjacentes, Iémen. Asian Pac J Cancer Prev, 4347-51.

J **Hayes SC, Johansson K, Stout NL, (2012):** Morbidade da parte superior do corpo após o cancro da mama: Incidência e evidência para avaliação, prevenção e

J **Hellsten C, Sjostrom K, Lindqvist PG. (2007):** A prospective Swedish cohort study on psychosocial factors influencing anxiety in women referred for colposcopy. BJOG 2007; 114 :32-8.

J **Herrstedt J, Rapoport B, Warr D, (2011):** Emese aguda: quimioterapia moderadamente emetogénica. Cuidados de Apoio ao Cancro. 2011; 19(Suppl 1):S15- S23.

Fundação *J* **HERS. (2003):** Adverse effects of hysterectomy (Efeitos adversos da histerectomia). Obtido em 11 de março de 2004, em http://www.hersfoundation.com/effects.html

J **Hersch, J., Juraskova, I., Price, M., & Mullan, B. (2009):** Psychosocial interventions and quality of life in gynecological cancer patients: a systematic review. Psycho-Oncology, 18, 795-810.

ل Hewitt, M., Greenfield, S., & Stovall, E., (2005): Cancer patient to cancer survivor: Lost in transition. National Academies Press.

ل Hewitt, M., Herdman, R., Holland, B., (2004): Meeting the psychological needs of women with breast cancer , Washington , DC, national academic press

ل Hobbie, W. L. & Schwartz, C. L. (1989&1994). Endocrine late effects among survivors of cancer. Seminários em Enfermagem Oncológica. 5. 14-21.

ل Hulvat, M. C., & Jeruss, J. S. (2009). Maintaining fertility in young women with breast cancer Current Treatment Options in Oncology, 10(56), 308-317.

ل Ibrahim , Hussein M. Khaled, Nabiel NH Mikhail, Hoda Baraka, e Hossam Kamel ,(2014): Incidência do cancro no Egito: Resultados do Programa Nacional de Registo de Cancro de Base Populacional. Jornal de Epidemiologia do Cancro Volume 2014 (2014), Artigo ID 437971, 18 páginas

ل Imundo L, Leduc CA, Guha S (2011): Uma deficiência completa de Hialuronoglucosaminidase 1 (HYAL1) que se apresenta como artrite idiopática juvenil familiar. J Inherit Metab Dis ;35: 1013-22

ل Jeffries SA, Robinson JW, Craighead PS, Keats MR (2006): Uma intervenção psico-educativa de grupo eficaz para melhorar a adesão à dilatação vaginal: A randomized controlled trial. Int J Radiat Oncol Biol Phys.; 65:404-11.

ل Jemal A, Bray F, Center MM, Ferlay J, Ward E, Forman D. (2011): Global cancer statistics. CA Cancer J Clin.;61(2):69-90.

ل Jeruss, J. S., & Woodruff, T. K. (2009). Preservação da fertilidade em doentes com cancro. New England Journal of Medine, 360(9), 902-911

ل Jones G, Ledger W, Bonnett T (2006): The impact of treatment for gynecological cancer on health-related quality of life (HRQOL): a systematic review. Am J Obstet Gynecol; 194:26-42.

ل Kaiser K., (2008): The meaning of the survivor identity for women with breast cancer. Soc Sci Med.; 67:79-87.

ل Karki A, Simonen R, Malkia E, Selfe J.(2005): Deficiências, limitações de atividade e restrições de participação 6 e 12 meses após o parto

ل Katzung, Bertram G. (2006). "Quimioterapia do cancro". Farmacologia básica e clínica (10ª Ed.). Nova Iorque: McGraw-Hill Medical Publishing Division.

ل Kawamura, N. Yoshiharu, K. & Nozomu, A. (2001) Suppression of Cellular Immunity in Men with a Past History of Post-Traumatic Stress Disorder. American Journal of Psychiatry. 158: 484-486

ل Kelemen G, Varga Z, Lázár G, (2012): Resultado cosmético 1-5 anos após a cirurgia conservadora da mama, irradiação e terapia sistémica. Pathol Oncol Res. 2012; 18: 421-427.

ل Kent EE, Ambs A, Mitchell SA, Clauser SB, Smith AW, Hays RD . (2015): Qualidade de vida relacionada com a saúde em adultos mais velhos sobreviventes de cancros selecionados: dados da ligação SEER-MHOS. Cancro: 121: 758-765.

ɹ **Kim SI, Lee Y, Lim MC, et al (2015)**: Comparação da qualidade de vida e da sexualidade entre sobreviventes de cancro do ovário sexualmente activos e mulheres saudáveis. J Gynecol Oncol; 26:148-54.

ɹ **King NMA, Chambers J, O'Donnell K, Jayaweera SR, Williamson C, Glover VA,(2010)**: Ansiedade, depressão e cortisol salivar em mulheres com um distúrbio médico durante a gravidez. Arch Womens Ment Health 2010; 13: 339-45.

ɹ **Klafke N, Eliott JA, Olver IN, Wittert GA. (2014):** A contribuição variada de outras pessoas significativas para a adoção de Medicina Complementar e Alternativa (CAM) por homens com câncer: Uma análise qualitativa. Eur J Oncol Nurs.; 18(3):329-36.

ɹ **klafke,N., mahler,C., von hagens,C., rochon,J., Schneeweiss, A., Andreas Müller,A., Salize,H., e Joos S., (2015)** : Uma intervenção de enfermagem complexa de medicina complementar e alternativa (CAM) para aumentar a qualidade de vida em pacientes com cancro da mama e ginecológico submetidos a quimioterapia: protocolo de estudo para um ensaio de preferência do paciente parcialmente randomizado

ɹ **Kloor M, von Knebel Doeberitz M. (2016):** A biologia imunológica do cancro instável por microssatélites. Tendências do cancro 2: 121-133.

ɹ **Korstjens, I., Mesters, I., Gijsen, B., & Van Den Borne, B. (2007):** A visão dos doentes com cancro sobre a reabilitação e a qualidade de vida: Um programa. European Journal of Cancer Care, 17 (3), 290-297.

ɹ **Krisztina Kovacs. (2017):** Hormona e cancro. Centro de cancro md anderson da Universidade do Texas.

ɹ **Krychman ML, Carter J, Aghajanian CA, (2004):** Dispareunia induzida por quimioterapia: Um estudo de caso de mucosite vaginal e injeção de doxorrubicina lipossómica peguilada em carcinoma do ovário em fase avançada. Gynecol Oncol; 93: 561-563.

ɹ **Lau, A. K. L., Chang, C. H., Tai, J. W. M., Eremenco, S., Liang, R., Lie, A. K. W ... '.Lau, C. M., (2002).** Tradução e validação do instrumento de qualidade de vida Functional Assessment of Cancer Therapy-Bone Marrow Transplant (FACT-BMT) versão 4 para o chinês tradicional. Bone Marrow Transplant, 29, 41-49.

ɹ **Lavdaniti, M., (2009):** Issues of Women's health throughout their Lifespan. Revisão de Farmacologia Clínica e Farmacocinética. Edição internacional. 23(2):163-70.

ɹ **Lebel S, Rosberger Z, Edgar L, Devins GM. (2008):** Predicting stress- related problems in long-term breast cancer survivors. J Psychosom Res.;65: 513-523.

Ј **Lee, C., O., & Decker ,G., M., (2012):** Cancro e medicina complementar: o seu guia para uma escolha inteligente na gestão dos sintomas. Pittsburg, PA, Oncology nursing society.

Ј **Lee, S. J., Schover, L. R., Partridge, A. H., Patrizio, P., Wallace, W. H., Hagerty, K . . '.Oktay, K. (2006):** Recomendações da Sociedade Americana de Oncologia Clínica sobre a preservação da fertilidade em doentes com cancro. Journal of Clinical Oncology, 24(18, 2917-2931).

Ј **Levin,a.,o., (2013):** O Impacto da Função Ovariana Reduzida e suas Cons equências em Mulheres Jovens Sobreviventes de Cancro da Mama e Ginecológico.

Ј **Lindau, S., Gavrilova, N. & Anderson, D. (2007):** Sexual morbidity in very long term survivors of vaginal and cervical cancer: A comparison to national norms. Gynecologic Oncology, 106,   413-418. DOI: 10.1016/j.ygyno.2007.05.017.

Ј **LiveStrong, (2010):** Challenges reported by post-treatment cancer survivors in the livestrong surveys.

Ј **Loerzel, V.W.,Dow, K.H.,& McNees, P. (2006):**Why women with breast cancer use or don't use lymphedema prevention and management estratégias. Actas da Conferência, 3ª Sociedade Americana de Oncologia Psicossocial

Ј **Loh SY, Packer T, Chinna K, Quek KF. (2013**): Eficácia de um programa de autogestão de pacientes para o cancro da mama como uma doença crónica: um ensaio clínico controlado não aleatório. J Cancer Surviv. 2013 Sep;7(3):331- 42. Doi: 10.1007/s11764-013-0274-x. Epub Mar 22.

Ј **Lois Almadrones Cassidy, RN, MS, FNP, MPA (2011):** Cancro do Endométrio, Abordagens Terapêuticas e Cuidados de Enfermagem

Ј **Loizzo, Joseph J, MD, phd; Peterson, Janey C, RN, edd; Charlson, Mary E, MD; Wolf, Emily J, MS; Altemus, Margaret, MD, (2010):** o efeito de um programa contemplativo de auto-cura na qualidade de vida de mulheres com cancros da mama e ginecológicos terapias alternativas em saúde e medicina; Aliso Viejo 16.3 (maio/Jun): 30-7.

Ј **loren,A., W., mangu.P., B., Beck, I., N., Beenman., l., Magdalinski, A., J., J ,Partridge., A. H., ... Oktay, K.: Sociedade Americana de Clínica oncologia (2013):** preservação da fertilidade para pacientes com cancro. Atualização das diretrizes de prática clínica da sociedade americana de oncologia clínica, jornal de oncologia clínica 31(19), 2500-2510.

Ј **Lorna Gentry'Ramona Slupik,(2003):** The Everything Menopause Book: Conselhos tranquilizadores e as informações mais recentes

Ј **Macleod,H., e Koelling,P., (2011):** Physiotherapy for Patients with Breast

Cancer.ch 6 pg 103-121 in Harmer , V., Breast Cancer Nursing Careand Management Second Edition

J **Magelssen H, Melve KK, Skjaerven R, Fossa SD.(2008):** Parenthood probability and pregnancy outcome in patients with cancer diagnosis during adolescence and young adulthood. Hum Reprod; 23: 178-86.

J **Mahadevan, Harold Ellis, Vishy (2013):** Anatomia clínica anatomia aplicada para estudantes e médicos juniores (13ª Ed.). Chichester, West Sussex, Reino Unido: Wiley-Blackwell. Gestão no âmbito de um modelo de cuidados de vigilância prospetivo. Cancro

J **Marieb, Elaine (2013):** Anatomia e fisiologia. Benjamin-Cummings. p. 915.

J **Marisa Weiss, M.D., \, Breastcancer.org (2017):** Como a menopausa pode acontecer com os tratamentos para o cancro da mama

J **Marmar, C. R., Weiss, D. S., Metzler, T. J., Ronfeldt, H. M., & Foreman, C. (1996):** Stress responses of emergency services personnel to the Loma Prieta earthquake Interstate 880 freeway collapse and control traumatic incidents. Journal of Traumatic Stress, 9(1), 63-85.

J **Martini, F. H., Timmons, M. J., & Tallitsch, R. B. (2012):** Anatomia Humana. (7ª Edição). São Francisco: Pearson Benjamin Cummings.

J **Medical press (2015):** sobreviventes de cancro da mama que sentem dor durante a relação sexual podem beneficiar da lidocaína. Recuperado de http:medicalpress.com/print 35724215.html.

J **Meraner V, Gamper EM, eGrahmann A (2012):** Monitorização das trajetórias de sintomas físicos e psicossociais em pacientes com cancro do ovário que recebem quimioterapia. BMC Cancer; 12: 77.

J **Miaskowski, C., Dodd, M., West, C., Schumacher, K., Paul, S., Tripathy, D., (2004):** Randomized clinical trial of the effectiveness of a self-care intervention to improve cancer pain management. Journal of Clinical Oncology, 22, 1713-1720.

J **Michael M, TannockIF, MooreMJ 1998):** PMH experience with adjuvant chemotherapy for invasive urothelial cancer BRJ Urol 82:366-372

J **Milne HM, Wallman KE, Gordon S, Courneya KS. (2008):** Effects of a combined aerobic and resistance exercise program in breast cancer survivors: A randomized controlled trial. Breast Cancer Res Treat.;108:279-88.

J **Moore CW, Rauch PK. (2010): Abordar** as necessidades das crianças quando um dos pais tem cancro. In: Holland JC, editor. Psycho-Oncology. 2.ª ed. Oxford; Oxford University Press;. pp. 527-531.

J **Moskovitz AH1, Anderson BO, Yeung RS, Byrd DR, Lawton TJ, Moe RE. , (2001):** Síndrome da teia axilar após dissecção axilar. Am J Surg. maio;181(5):434-9.

ꭻ **Instituto Nacional do Cancro (2014):** "Definindo o cancro".... Recuperado em 10 de junho

ꭻ **Instituto Nacional do Cancro. (2010).** Gynecologic cancer. Recuperado de http://www.cancer.gov/dictionary/?CdrID=45982.

ꭻ **NationalComprehensive   Cancer Network. (2013)** http://www.nccn.org/professionals.

ꭻ **Instituto Nacional do Envelhecimento. (2010).** Menopausa: Time for a change. Recuperado do sítio Web dos Institutos Nacionais sobre o Envelhecimento: http://www.nia.nih.gov/health/publication/ menopause-time-change.

ꭻ **Ocflinger,K., C., &Nekhlyudov.,I., (2011):** Otimização dos cuidados primários de saúde . In M., Feuerstein & P.Came (Eds.), health services for cancer survivors (pp.189-203).New York. NY. Spring publishing.

ꭻ **Ochsenkühn R, Hermelink K, Clayton** AH, **von Schönfeldt V, Gallwas J, Ditsch N, Rogenhofer N, Kahlert S.(2011):** O estado da menopausa em pacientes com cancro da mama com quimioterapia passada determina o transtorno do desejo sexual hipoactivo a longo prazo. J Sex Med.; 8(5):1486-94.

ꭻ **Osborn T. (2007):** O impacto psicossocial do cancro parental nas crianças e adolescentes: uma revisão sistemática. Psychooncology.; 16(2):101-126.

ꭻ **Padilla G, Ferrell B, Grant M, et al. (2006):** Definindo o domínio de conteúdo da qualidade de vida para pacientes com cancro com dor. Cancer Nursing; 13 :108 - 115.

ꭻ **Padilla, G. V., Ferrell, B., Grant, M., & Rhiner, M. (1990).** Defining the content domain of quality of life for cancer patients with pain. Cancer Nursing, 13(2,108-115)

ꭻ **Papadantonaki A. (2006):** Comunicação e enfermagem. Nosileftiki; 45(3):297-298.

ꭻ **Park, S. Y., Bae, D. S., Nam, J. H., Park, C. T., Cho, C. H., Lee, J. M., ... Yun, Y. H (2007):** Quality of life and sexual problems in disease-free survivors of cervical cancer compared with the general population. Cancer, 110(12), 2716-2725. (pg. 112-8).

ꭻ **Paul A. Lewis, BA, RMT, Joan E. Cunningham,(2016):** Petrissage angular dinâmica como tratamento para a síndrome da teia axilar que ocorre após a cirurgia para o cancro da mama: um relato de caso International Journal of Therapeutic Massage & Bodywork Vol 9, No 2

ꭻ **Paula Trahan Rieger,** RN, MSN, CS, AOCN, FAAN **e Connie Henke Yarbro, RN, MS, FAAN. (2003):** Holland-Frei Cancer Medicine. 6ª edição.

ꭻ **peters-engl, C., Cassik P., Schmidt I., Denison U., Medl, M., Pokieser, W., & Sevelda ' P. (2005):** Impact of haemoglobin levels during adjuvant chemotherapy on the survival of patients with primary breast cancer. Ata Oncologica, 44 (2), 129-133

Ɉ **Plotti F, Angioli R, Zullo** MA**, Sansone M, Altavilla T, Antonelli E, Montera R, Damiani P, Benedetti Panici P. (2011):** Atualização sobre as disfunções urinárias urodinâmicas após histerectomia radical para o cancro do colo do útero. 80(2):323-9.

Ɉ **Powell CB, Kneier A, Chen LM, Rubin M, Kronewetter C, Levine E. A., (2008):** estudo aleatório da eficácia de uma intervenção psicossocial breve para mulheres que frequentam uma clínica de cancro ginecológico. Gynecol Oncol; 111: 137-43.

Ɉ **Prentice, R.,** I,**cain,**B.**, chdowski,**R.**ipatterson,**R,**kuller,** I,H**, Ockone, J.,K., Henderso, M.,M., (2006):** Low fat dietary pattern and risk of invasive breast cancer , the women's health initiative randomized controlled dietary modification trial , journal of the American medical association ,295, 629-642

Ɉ **Ramez N. Eskander Robert E. Bristow , (2014):** Oncologia Ginecológica Um Livro de Bolso

Ɉ **Rashtak S, Gamble GL, Gibson LE, Pittelkow MR. (2012):** Do furúnculo à síndrome da teia axilar: lançando luz sobre histopatologia e patogénese. Dermatologia; 224 (2):110-114.

Ɉ **Rasmussen, E. & Thome, B. (2008):** Women's wishes and need for knowledge concerning sexuality and relationships in connection with gynecological cancer disease. Sexual Disability, 26, 207-218.

Ɉ **Regino,P.,A., T.,C., Elias1 'C.M F., S.,G.,Pereira 'Pissetti,C.,W." (2017):** Qualidade de Vida de Pacientes com Câncer de Mama e Ginecológico Frente à Quimioterapia Anticâncer Vol. 10 No. 233.

Ɉ **Reis, N., Beji, N. K., & Coskun, A. (2010).** Qualidade de vida e funcionamento sexual em doentes com cancro ginecológico: resultados de dados quantitativos e qualitativos. European Journal of Oncology Nursing, 14, 137-146.

Ɉ **Ridner. (2005):** Quality of life and a symptom cluster associated with breast cancer treatment-related lymphedema. Vol. 13, Issue 11.

Ɉ **Rinawi,M,%Osborne , C ,(2015):** Adjuvant systemic therapy ,endocrine therapy in J, Harris , M, Lipposan , M, Morrow, &C., Osborne (Edi), diseases of the breast (pp619-634), Philadelphia, PA,Wolters Kliuwet .

Ɉ **Robb K, Bennett M, Johnson M, Simpson K e Oxberry S (2008):** Transcutaneous electrical nerve stimulation (TENS) for cancer-related pain in adults. Base de dados Cochrane de revisões sistemáticas 3.

Ɉ **Rodrigues AM. (2012):** Determinantes da qualidade de vida global em pessoas com cancro avançado. Dissertação, Universidade Mcgill do Canadá 2012.

Ɉ **Roe H. (2011):** Alopecia induzida por quimioterapia: Conselhos e apoio para a queda de cabelo. Br J Nurs; 20: S4-S11.

J Rosen, R., Brown, C., Heiman, J., Leiblum, S., Meston, C., Shabsigh, R., D'Agostino 'R. (2000): O Índice de Função Sexual Feminina (FSFI): um instrumento multidimensional de auto-relato para a avaliação da função sexual feminina. Journal of Sexual and Marital Therapy, 26(2), 191-208.

J ruddy,K. ,J., gelber,S., I., Tamimi, R., M., ginsburg,E., S., Lidia Schapira, (2014): Estudo Prospetivo das Preocupações com a Fertilidade e Estratégias de Preservação em Mulheres Jovens com Cancro da Mama, Journal of Clinical Oncology.

J Ruddy,K, Ginsberg ,E., (2015): reproductive issues in breast cancer survivors, in J, Harris , M, Lipposan , M, Morrow, &C., Osborne (Edi), diseases of the breast (pp1155-1162), Philadelphia, PA,Wolters Kliuwet.

J Ruth mccorkle1,, Michael Dowd , 'Elizabeth Ercolano , 'Dena Schulman-Green, 'Anna-leila Williams, 'Mary Lou,Siefert, 'Jeanne Steiner,e Peter Schwartz,(2009): Effects of a nursing intervention on quality of life outcomes in post-surgical women with gynecological cancers.

J **Sacerdoti, R., Lagaña, L. & Koopman, C. (2010).** Alterações da sexualidade e da imagem corporal após o tratamento do cancro ginecológico: Como é que os psicólogos podem ajudar? Professional Psychology: Research and Practice, 41(6), 533-540.

J Saewong, S., & Choobun, T. (2005): Efeitos da radioterapia na atividade sexual de mulheres com cancro do colo do útero. Journal of the Medical Association of Thailand, 88, S11-S15.

J Salander, P., Lilliehorn, S., Hamberg, K., Kero,A. (2011): The impact of breast cancer on living an everyday life 4.5 - 5 years post-diagnosis - a qualitative prospective study of 39. Ata Oncológica, 0284-186

J **Sara Bhagat Foxson, MSN, CRNP, AOCN, Jennie Greco Lattimer, MSN, CRNP, AOCN,   ; Barbara Felder, MSN, CRNP, AOCNP,(2011):** Cancro da mama, gestão de sintomas e cuidados de suporte cap : 48

J Schipper, H. (1990). Guidelines and caveats for quality of life measurement in clinical practice and research (Orientações e advertências para a medição da qualidade de vida na prática clínica e na investigação). Oncology, 4(5), 51-57 .

J Schmitz, K.H., Courneya, K.S., Matthews, C., demark-wahnefried, W., Galvao, D.A., e Pinto ' B.M. (2010) : American College of Sports Medicine roundtable on exercise guidelines for cancer survivors", Med Science Sports Exercise, 42(7): 1409-142.

J Schover, L. R. (2008): Insuficiência ovariana prematura e suas consequências: sintomas vasomotores, sexualidade e fertilidade. Jornal de Oncologia Clínica,

26(5), 753-758.

ʃ **shahsavari,H., Matory, P., zare,Z Fariba Taleghani, e Akbari Kaji3 M., Educ Health Promot. (2015):** Efeito da educação para o autocuidado na qualidade de vida em pacientes com cancro da mama

ʃ **Shapinsky, A. C., Rapport, L. J., Henderson, M. J., & Axelrod, B. N. (2005):** Civilian PTSD scales: relationships with trait characteristics and everyday distress .Assessment, 12(2), 220-230.

ʃ **Siegel, R., Naishadham, D. & Jemal, A. (2013):** Cancer statistics, A Cancer Journal for Clinicians, 63(1), 11-30.

ʃ **Smith AA, Kepka D, Yabroff KR. (2014):** Prática avançada de enfermeiros registados, assistentes médicos e prevenção e rastreio do cancro: uma revisão sistemática. BMC Health Serv Res 2014; 14: 68.

ʃ **Snyder CF, Frick KD, Kantsiper ME, Peairs KS, Herbert RJ, Blackford AL, (2009):** Prevention, screening, and surveillance care for breast cancer survivors vs. controls: changes from 1998-2002. J Clin Oncol; 27: 105461.

ʃ **Speck, C. R. Gross, J. M. Hormes , (2010);** Changes in the body image and relationship scale following a one-year strength training trial for breast cancer survivors with or at risk for lymphedema," Breast Cancer Research and Treatment, vol. 121, no. 2, pp. 421-430,. Ver no Publisher - Ver no Google Scholar.

ʃ **Stavraka, C., Ford, A., ghaem-maghami, S., Crook, T., Agarwal, R., Gabra, H. & Blagden, S. (2012):** Um estudo dos sintomas descritos por sobreviventes de cancro do ovário. Gynecologic Oncology, 125, 59-64. DOI: 10.1016/j.ygyno.2011.12.421.

ʃ **Stead, M., Fallowfield, L., Selby, P. & Brown, J. (2007):** Psychosexual function and impact of gynecological cancer (Função psicossexual e impacto do cancro ginecológico). Best Practice and Research Clinical Obstetrics and Gynecology, 21(2), 309-320.

ʃ **Stilos K , Doyle C , Daines P.(2008):** Abordagem das necessidades de saúde sexual de pacientes com cancros ginecológicos. Clin J Oncol Nurs;12: 457463.

ʃ **Su, H. I., Chung, K., Sammel, M. D., Gracia, C. R., & demichele, A. (2011):** A contagem de folículos antrais fornece informações aditivas às medidas hormonais para determinar a função ovariana em sobreviventes de cancro da mama. Fertility Sterility, 95(5), 1857-1859.

ʃ **Surveillance, Epidemiology and End Results (SEER(Program (www.seer.cancer.gov) SEER*Stat Database((2014):** Incidência NAACCR - CINA+ no SEER*Stat ,Todas as Raças, Associação Norte-Americana de Registos Centrais de Cancro.

ʃ **Swain SM, Jeong JH, Geyer CE Jr., Costantino JP, Pajon ER,**

Fehrenbacher L, Atkins JN, Polikoff J, Vogel VG, (2010): Terapia mais longa, amenorreia iatrogénica e sobrevivência no cancro da mama inicial. New England Journal of Medicine 362 2053-2065.

J **Tang,K., Lai, B., & Chung, T. (2010):** Influences of mastery, spousal support, and adaptive coping on sexual drive and satisfaction among Chinese gynecologic cancer survivors. Archives of Sexual Behavior, 39(5), 1191-1200.

J **Thastum M, Watson M, Kienbacher C, (2009):** Prevalência e factores de previsão do funcionamento emocional e comportamental das crianças em que um dos pais tem cancro: um estudo multinacional. Cancer. 2009; 115(17):4030-4039.

J **Timperi AV, Ergas IJ, Rehkopf DH, Roh JM, Kwan ML, Kushi LH. (2013):** Estado de emprego e qualidade de vida em sobreviventes de cancro da mama recentemente diagnosticados. Psych oncology; 22:1411-20.

J **Tobias e D Hochhauser occhhauser D Blackwell, (2015):** O cancro e a sua gestão (7ª edição).

J **Tuitui R. (2002);** A textbook of Midwifery A (Antenatal), 3ª edição, Vidyarthi Pustak Bhandari (Publisher and Distributor), Bhotahity, Kathmandu

J **Tuitui R., suwal, S.N. (2001):** Human anatomy and physiology, first edition, Makalu Books and stationers, Putalisadak, Kathmandu

J **Vanessa L. Beesley, Elizabeth G. Eakin, Monika Janda e Diana Battistutta (2008):** Gynecological Cancer Survivors' Health Behaviors and Their Associations with Quality of Life Source: Cancer Causes & Control, Vol. 19, No. 7 , pp. 775-782 Publicado por: Springer

J **Vinatier E, Merlot B, Poncelet E, Collinet P, Vinatier D., (2009):** Cancro da mama durante a gravidez. Eur J Obstet Gynecol Reprod Biol; 147: 9-14.

J **Wagner CD, Bigatti SM, Hernandez AM, Storniolo AM, Johnston E. (2009):** Saúde psicossocial de doentes com cancro da mama em fase tardia e dos seus maridos. Reunião Anual da Associação Multinacional de Cuidados de Suporte no Cancro; 2009; Itália Roma.

J **Walshe J, Denduluri N & Swain S., (2006):** Amenorreia em mulheres na pré-menopausa após quimioterapia adjuvante para cancro da mama. Journal of Clinical Oncology 24 5769-5779.

J **Walton JR, Prasad MR. (2011):** Resultados obstétricos e neonatais do cancro tratado durante a gravidez. Clin Obstet Gynecol; 54:567-573.

J **Weaver KE, Forsythe LP, Reeve BB., (2012):** Qualidade de vida relacionada com a saúde física e mental entre os sobreviventes de cancro nos EUA: estimativas populacionais Cancer Epidemiol Bio-markers Prev.; 21: 2108-2117.

J **Wendland J. (2011):** Impacto do diagnóstico de cancro materno durante a gravidez na interação precoce entre pais e filhos. Psychooncology ;3: 88-93.

J **Wenzel L, DeAlba I, Habbal R.,** **(2012):** Qualidade de vida a longo prazo sobreviventes de cancro do colo do útero. Gynecol. Oncol. 97, 310-317. Relata as alterações únicas da QV a longo prazo em doentes com cancro do colo do útero.

J **Wenzel, L., dealba, I., Habbal, R., Kluhsman, B. C., Fairclough, D., Krebs, L. U ., . Aziz, N. (2005).** Quality of life in long-term cervical cancer survivors .Gynecologic Oncology, 97(2), 310-317.

J WHO/ICO **Centro de Informação sobre o VPH e o Cancro do Colo do Útero (Centro de Informação sobre O VPH). (2010.):** Papilomavírus humano e cancros relacionados no mundo. Relatório de síntese.

J **Wiegel M, Meston C, Rosen R., (2005):.** O índice de função sexual feminina (FSFI): validação cruzada e desenvolvimento de pontuações de corte clínico. J Sex Marital Therapy; 31: 1-20.

J **Wiggins DL, Wood R, Granai CO,(2007):** Sexo, intimidade e os oncologistas ginecológicos: Survey results of the New England Association of Gynecologic Oncologists (NEAGO) J Psychosoc Oncol.;25:61-70.

J **wilailak,S., lertkhachonsuk,A.,** **lohacharoenvanich,N., Luengsukcharoen, S., Jirajaras, M., Likitanasombat, P., e Sirilerttrakul ,S., (2011):** Quality of life in gynecologic cancer survivors compared to healthy check-up women J Gynecol Oncol. Jun 30; 22(2): 103-109.

J **Willoughby BJ, Faulkner K, Stamp EC, Whitaker CJ. A (2006):** estudo descritivo do declínio das taxas de cobertura do rastreio do cancro do colo do útero nas regiões do Nordeste e de Yorkshire e Humber, no Reino Unido, entre 1995 e 2005. J Public Health (Oxf); 28:355.

J **Wilmoth, M. C., & Spinelli, A. (2000).** Sexual implications of gynecologic cancer treatments. Journal of Obstetric, Gynecologic, and Neonatal Nursing, 29(4 ,)413-21.

J **Woodward TW, Best TM., (2000):** O ombro doloroso: parte I. Avaliação clínica. Am Fam Physician. 15; 61(10):3079-88.

J **Organização Mundial de Saúde (OMS). Cancro. Genebra: (2015):** factsheets J **Organização Mundial de Saúde. (2014):** Relatório Mundial sobre o Cancro. Cap. 5.12.

J **Yarbro CH, Wujcik D & Gobel BH (2011):** Cancer Nursing: Principles and Practice, 7th edn. Jones and Bartlett Publishers, Sudbury, MA, EUA.

J **Yarbro, C.H,Frogge,M.H andGoodman .(2006):**Cancer Nursing Princípio: em "Breast Cancer", 6ª ed., Bartleelt: Bosten, pp. 190.

J **Yektatalab , S., Taleii ,A., Moosavinasab ,M., Soleimani ,S., (2015):**Sexual Dysfunction in Breast Cancer Survivors, Disponível em www.SID.ir

J **Yeom HE, Heidrich SM. (2009):** Effect of perceived barriers to symptom management on quality of life in older breast cancer survivors. Cancer Nurs.;32:309-316

Ј **Zabora J, Brintzenhofeszoc K, Curbow B., (2001)** The prevalence of
psychological distress by cancer site.Psycho-Oncology; 10:19-28.

<u>المراجع العربية</u>

✓ **معهد الأورام ـكليفيلاند أوهايو ديسمبر(٢٠١٣)** :المرضى الذين يتناولون أونكوفين

✓ **المعهد القومى للتغذية العلاجية جامعة القاهرة** يناير (٢٠١٠)

✓ **منتديات تراتيل عاشق(٢٠١٦)**: الاراده سر الحياه.. دليللك إلى سرطان الثدي. -

✓ **موسوعة الملك عبدالله بن عبدالعزيز العربية للمحتوى الصحي(٢٠١٥)**

✓ **موقع صحة الطبي.**

Mulheres submetidas a tratamentos contra o cancro ginecológico e da mama

(ISBN978-620-7-46058-8

Prof. Dr. Mamdouh El-Sherbiny Ramadan Shahin

Professor de Oncologia Médica, Faculdade de Medicina, Universidade de Beni-Suef

Assistir. Prof. Entisar Mohammed Youness

Prof. Assistente de Enfermagem Obstétrica e Ginecológica Faculdade de Enfermagem, Universidade de Assuit

Dr. Hanan El-Zeblawy Hassan

Docente de Enfermagem de Saúde Materna e Neonatal, Faculdade de Enfermagem, Universidade de Beni-Suef

Fatma Saber Nady Mohammed

Assistente de Enfermagem de Saúde Materna e Neonatal, Faculdade de Enfermagem, Universidade de Beni-Suef

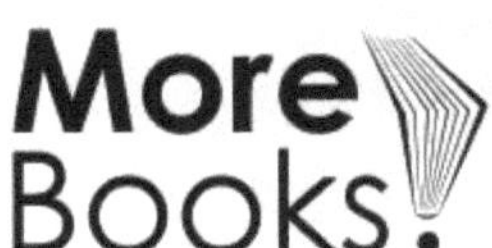

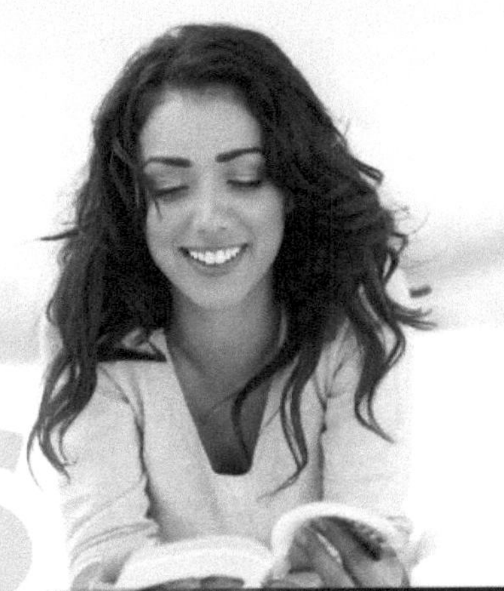

yes

I want morebooks!

Buy your books fast and straightforward online - at one of world's fastest growing online book stores! Environmentally sound due to Print-on-Demand technologies.

Buy your books online at
www.morebooks.shop

Compre os seus livros mais rápido e diretamente na internet, em uma das livrarias on-line com o maior crescimento no mundo! Produção que protege o meio ambiente através das tecnologias de impressão sob demanda.

Compre os seus livros on-line em
www.morebooks.shop

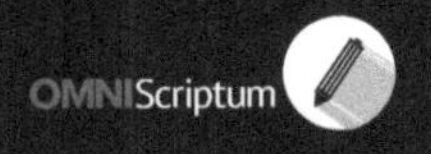

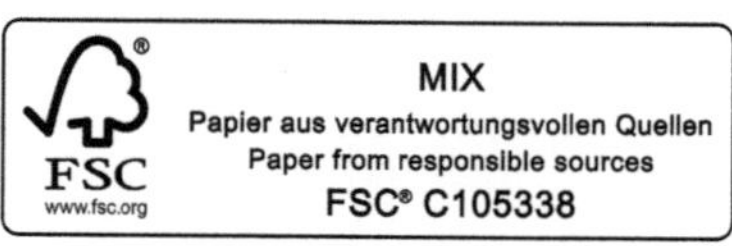

Printed by Books on Demand GmbH, Norderstedt / Germany